专病中西医结合诊疗丛书

高血压的中西医结合防治

张　腾　主编

科学出版社

北　京

内 容 简 介

　　本书分别从西医、中医及中西医结合角度对高血压的认识、治疗展开论述，并列举典型案例以体现中西医结合的治疗优势，同时突出体现中医治未病在应对高血压前期的优势作用。此外，本书还介绍了目前国内外关于高血压重要的临床研究和启示，以及高血压机制研究的新进展和亮点。本书的参编人员包括从事高血压及心血管疾病诊治的临床一线人员和高血压防治研究人员，力图全面系统地反映高血压临床诊治中的实际问题，以及高血压防治领域的最新成果，以期能为相关专业的同道人士提供参考。

　　本书可供从事中医、中西医结合临床工作人员，特别是基层医务工作者及高年级医学生、研究生等学习阅读。

图书在版编目（CIP）数据

高血压的中西医结合防治 / 张腾主编. —北京：科学出版社，2019.8
　（专病中西医结合诊疗丛书）
　ISBN 978-7-03-061863-4

　Ⅰ.①高…　Ⅱ.①张…　Ⅲ.①高血压－中西医结合疗法
Ⅳ.①R544.1

中国版本图书馆 CIP 数据核字（2019）第 142544 号

责任编辑：陆纯燕　孙岩岩 / 责任校对：杨　赛
责任印制：黄晓鸣 / 封面设计：殷　靓

科学出版社 出版
北京东黄城根北街 16 号
邮政编码：100717
http://www.sciencep.com

上海万卷印刷股份有限公司 印刷
科学出版社发行　各地新华书店经销
*
2019 年 8 月第　一　版　开本：787×1092　1/16
2019 年 8 月第一次印刷　印张：9
字数：150 000

定价：65.00 元
（如有印装质量问题，我社负责调换）

前言

　　高血压是心血管疾病的主要危险因素,严重危害着人类的健康,特别是在我国,其发病率仍在快速上升,几乎 1/3 以上的成年人血压不正常,这已成为严重的社会和经济问题。

　　高血压是一个复杂的慢性疾病,西医对其较为系统的治疗用药史主要体现在近半个多世纪,可以说大大推动了高血压的规范治疗并取得了巨大进展,但也越来越清晰地显现出一定的局限性和部分盲区,特别是在高血压早期或前期、老年单纯性收缩压增高等患者的治疗上,以及多系统靶器官损伤并存的情况下,仍在探索更有效的方案。

　　中西医结合治疗重大疾病的优势或潜在优势已越来越受到国内外学者认可,中医学"治未病"的早期干预思想、以人为本的个体化诊疗模式,以及整体调节、扶正祛邪、急者治其标、缓者治其本等治疗理念和方药在高血压的防治中发挥了重要的作用,中西医的结合不仅仅体现在西医、中医治疗方法上的结合,更是在理念认识上的结合,这将为高血压研究提供新的思路,为高血压的治疗提供新的方案。为了继承前人的经典理论与研究,反映高血压中西医结合防治的最新进展,为中西医结合治疗高血压的临床医疗实践提供参考,我们编写了这部中西医结合治疗高血压的专著。

　　本书分别从西医、中医及中西医结合角度对高血压的认识、治疗展开论述,并列举典型案例以体现中西医结合的治疗优势,同时突出体现中医治未病在应对高血压前期的优势作用。此外,本书还介绍了目前国内外关于高血压的重要临床研究和启示,以及高血压机制研究的新进展和亮点。本书的参编人员包括从事高血压及心血管疾病诊治的临床一线人员和高血压相关疾病研究的科研工作人员,力图全面系统地反映高血压临床诊治中的实际问题,以及高血压防治领域的最新科研成果,以期能为相关专业的同道人士提供参考。

本书由国家中医药管理局中西医结合临床重点学科资助出版。

随着医学的不断发展，新的研究和临床经验的不断积累，我们对于疾病的认识也将不断革新。本书编者水平有限、编写经验不足，书中如有不足之处敬请各位读者不吝赐教。

编　者

2018 年 11 月

高血压的中西医结合防治

目录

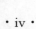

高血压的中西医结合防治

第一章 基础篇

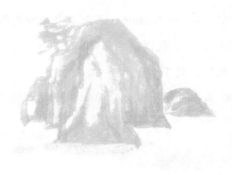

第一节　高血压的定义与危害

一、定义

　　高血压（hypertension）是以体循环动脉压持续增高为主要表现的临床综合征。高血压可分为原发性高血压和继发性高血压，95%以上的高血压属于原发性高血压，通常简称为高血压，继发性高血压具有明确的病因，占比不足 5%。高血压是心脑血管疾病重要的危险因素，常损害重要器官，如心、脑、肾、外周血管等的结构和功能，最终导致这些器官的功能异常乃至衰竭。

二、流行病学及危害

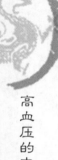

　　全球成人高血压的发病率约为 31.1%。高血压发病率在不同国家、地区之间存在着差异。一般而言，工业化程度较高的国家，高血压的发病率比发展中国家高。一项针对东南亚、欧洲、美洲、非洲，以及西太平洋地区等 16 个国家不同地区成人高血压发病率的调查指出，欧洲芬兰人群高血压发病率最高，东南亚及非洲某些国家偏低，而西太平洋地区国家居中。此外，高血压因气候、地理等环境的不同，发病率亦有所差异，一般而言，低海拔地区高血压发病率低于高海拔地区。

　　我国 20 世纪 50 年代首次大规模的成人高血压普查发病率为 5.11%，1979 年上升为 7.73%，1991 年高血压发病率为 11.88%，至 2002 年普查时已升至 18.8%。《中国居民营养与慢性病状况报告（2015）》显示，2012 年我国 18 岁及以上居民高血压发病率为 25.2%，可见高血压的总体发病率一直呈现一定的上升趋势。2014 年发表于 *American Journal of Hypertension* 上的一项流行病学研究指出，我国高血压发病率为 29.6%，而 2016 年发表于 *JAMA Internal Medicine* 杂志上一项前瞻性研究则表明，目前我国高血压发病率已达到 32.5%。然而，我国高血压知晓率、治疗率、控制率分别为 30.2%、24.7%、6.1%，与发达国家相比，处于较低水平。

　　我国高血压发病率在地区、城乡及民族间也存在着一定的差异。总体而言，北方高于南方，东部高于西部，城市高于农村，除汉族外，朝鲜族、藏族高血压发病率较高，而黎族、彝族高血压发病率较低。男性与女性高血压总体发病率无明显差异，青年期男性略高于女性，更年期女性稍高于男性。此外，高血压的发病率与饮食习惯也有一定的相关性，盐和饱和脂肪摄入量越高，平均血压水平和发病率也越高。

高血压可使冠心病的发病率成倍增加，还可造成心脑血管事件意外、肾功能损害等。美国心脏协会（AHA）最新报告指出，每年死于心血管疾病（CVD）的人数高达1730万，其中80%为低、中收入国家患者，而高血压是其主要的危险因素。有研究指出，收缩压（SBP）每升高10mmHg（1mmHg＝0.133kPa），亚洲人群中脑卒中与致死性心肌梗死的发生风险将分别增加53%和31%。在我国，每年高达300万的心血管死亡事件中，至少50%与高血压相关。我国也是全世界脑卒中负担最重的国家之一，其中高血压患者占88%。2011年我国因高血压死亡人数就占全部死亡人数的24.6%，而在2013年因高血压产生的直接经济负担占我国卫生总费用的6.61%。

此外，诸多流行病学研究指出，高血压患者常常伴有多种与心血管疾病发生密切相关的其他危险因素，如27.2%的患者同时伴有糖尿病，90.6%的患者伴有脂代谢紊乱，59.1%的患者有吸烟史，36.6%的患者其体重指数（BMI）＞30kg/m^2。已存在靶器官损伤的高血压患者，其10年内心血管事件的发生率＞20%，且流行病学调查数据显示，78.5%的高血压患者曾发生或已存在冠状动脉性心脏病，9.2%的患者发生外周血管性疾病，7%的患者曾发生脑卒中或蛛网膜下腔出血。

第二节　高血压的发病机制

一、生理病理

影响血压的因素有心肌收缩力、心率、循环血量、血管容积、外周阻力、大动脉管壁弹性等。血压形成的主要条件为心血管系统血液充盈、心脏射血，以及外周血管阻力。平均动脉压（MBP）＝心输出量（CO）×总外周血管阻力（PR）。在不同的年龄段，高血压发生时血流动力学可呈现不同的特征。

年轻患者主要表现为心输出量增加、主动脉硬化，交感神经系统的过度激活。中年患者血流动力学主要特点为周围血管阻力增加而心输出量并不增加。老年患者血流动力学特点则主要表现为中心动脉硬化及周围动脉回波速度增快，脉压增大。

高血压早期常无明显的病理改变，随着病情的发展，可引起左心室肥大、扩张等主要病理变化，全身小动脉的主要病理变化为壁/腔值增加，管腔内径缩小，长期刺激可促进动脉粥样硬化。长期高血压状态可导致重要靶器官，如心、脑、肾组织缺血，进而引发心力衰竭、脑卒中、终末期肾病等严重事件的发生。

（一）血管

内皮功能的损伤是高血压最早期和最重要的血管损害。血管病变早期可无明显的临床表现。长期高血压状态下可引起全身小动脉病变，主要表现为壁/腔值的增加和管腔内径缩小，进而引起血管缺血硬化，促进动脉粥样硬化的发生与发展，高血压发展过程中主要累及体循环大、中动脉。此外，亦可引起微循环毛细血管稀疏、扭曲，静脉顺应性减退等病变。

（二）心脏

高血压持续状态下，心脏病理变化主要表现为左心室肥大，心脏的质量增加，常达400g 以上。左心室壁增厚，可达 1.5～2.0cm，乳头肌和肉柱增粗、变长并有较多分支。起初表现为左心室向心性肥大，久之代偿失调发生左心室离心性肥大，表现为心腔扩张，造成心力衰竭。儿茶酚胺、血管紧张素Ⅱ（Ang Ⅱ）等物质也可刺激心肌细胞肥大，促进或加重左心室肥大，最终引起高血压性心脏病，久之亦可引发心力衰竭。长期高血压状态，又可促进或加重动脉粥样硬化的发生和发展，进而引起冠状动脉粥样硬化性心脏病的发生和发展。

（三）脑

脑的病理变化主要为小动脉和细动脉发生玻璃样变，并可发生血管壁的纤维素样坏死，血栓形成和微动脉瘤形成。长期高血压状态下，血管硬化，脑血管结构尤为脆弱，易形成微动脉瘤，血压波动较大时易破裂导致脑出血的发生。脑出血是高血压严重的并发症，脑出血主要发生在基底核和内囊（与豆纹动脉从大脑中动脉成直角分出有关），其次为大脑白质、脑桥和小脑，出血区域脑组织完全破坏，形成囊腔，其内充满坏死的

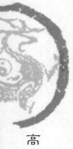

脑组织和血凝块，有时脑出血范围大可破入侧脑室。高血压患者出现的脑软化是血管供血减少的结果。脑小动脉硬化和微血栓形成可导致腔隙性梗死。脑中型动脉硬化则促进血栓的形成，进而导致脑梗死，颅外动脉粥样硬化斑块的脱落又可导致脑栓塞的发生。血压急剧升高又易导致小动脉的痉挛，使毛细血管壁缺血，通透性增加，进而引发急性脑水肿，形成高血压脑病。

（四）肾

长期高血压状态下，肾脏的病理变化可表现为颗粒性固缩肾。肾脏体积缩小、质量减轻、皮质变薄、表面呈凹凸不平的颗粒状，肾盂周围脂肪组织增生。光镜下肾小球入球小动脉玻璃样变，而部分肾小球代偿性肥大，其所属的肾小管也呈代偿性扩张。部分肾小球萎缩、纤维化及玻璃样变，其所属的肾小管也发生萎缩，局部纤维结缔组织增生并有散在淋巴细胞浸润。肾小球入球小动脉的玻璃样变、纤维化，可导致肾实质缺血，肾小球纤维化、萎缩，肾小球体积缩小，最终导致肾衰竭。恶性高血压时，肾小球入球小动脉可发生增殖性内膜炎及纤维素样坏死，在短期内可导致肾衰竭的发生。

（五）视网膜

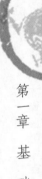

高血压性的视网膜病变是临床常见的一种心血管疾病并发症，约有 70%的高血压患者伴有眼底改变。眼底改变与性别无关，但与高血压临床病程的长短呈一定的正相关性。血压增高程度与眼底改变基本平行，舒张压（DBP）增高对眼底病变的作用更为明显。早期，升高的血压刺激视网膜动脉血管，通过自身调节使其张力增加。若未予及时控制，久之视网膜血管可发生血管硬化、狭窄的病理改变。若血压急骤升高或进行性升高，视网膜可出现渗出或出血病理变化。通过眼底检测及眼底荧光血管造影可了解高血压严重程度、评估高血压眼底病变的进展。目前采用 Keith-Wagener 眼底分级法：Ⅰ级，视网膜动脉变细、反光带增宽；Ⅱ级，主要为动脉硬化、狭窄，视网膜动脉呈铜丝样或银丝样改变，动静交叉压迹明显；Ⅲ级，在上述血管病变的基础上伴有眼底出血及棉絮状渗出；Ⅳ级，在上述基础上出现视盘水肿及动脉硬化的各种并发症。

二、病因

高血压是环境与遗传相互作用的结果，受多因素影响。但因体质、环境的不同，其机制亦有所不同。高血压随着病程的延长，在不同阶段的始动、维持和加重机制亦有所不同。此外，环境与遗传因素间如何相互作用，又是通过何种途径升高血压，至今尚未有完整、统一的认识。高血压除具有遗传倾向外，还受到饮食、生活习惯、工作压力等环境因素的影响。

（一）遗传因素

高血压具有明显的遗传倾向性，约 60% 的高血压患者有高血压家族史。双亲无高血压、一方高血压、双方高血压，其子女高血压发病率分别为 3%、28% 和 46%。高血压的遗传可能存在主要显性基因和多基因关联两种遗传方式。在高血压遗传表型上，不仅表现为其发病率具有一定的遗传倾向，而且在高血压的程度、并发症的发生及其他相关危险因素（如肥胖）等方面均可呈现一定的遗传倾向。近年来有关高血压发病相关基因、基因多态性的研究报道很多，但仍未有突破性的进展。

（二）环境因素

1. 饮食习惯

不同地区人群血压水平和高血压发病率与钠盐的平均摄入量具有显著正相关性，摄盐量越多，该地区高血压发病率越高；但同一地区人群中，个体间血压水平与钠盐的摄入量相关性较低，钠盐摄入过多导致高血压的发生，主要见于盐敏感的人群中。钾摄入量与血压水平则呈现负相关性，而钙的摄入量是否与血压水平具有相关性，目前尚存在一定的争议。多数学者认为饮食低钙与血压的升高具有一定的相关性。此外，高蛋白摄入量与血压升高亦有一定的关联性。

2. 精神应激

长期生活在噪声环境中听力敏感性减退者，其高血压的发病率较高。与精神应激有关的血压升高，往往经休息后，其症状及血压水平可获得一定的改善。

精神应激中不可忽略的一点是工作压力，随着现代生活节奏的不断增快，工作压力越来越大，加之饮食习惯、情绪等因素，尤其是中青年男性，迫于生活压力，工作强度不断增大，加班、熬夜、长期睡眠或休息不足、精神紧张、脑力透支，均可造成正常生理功能的大幅度改变。然而年轻人常多以"年轻"为资本，忽视了机体调节，甚至在机体出现疲劳、不适等信号时依旧不予重视，久而久之，机体调节

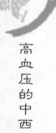

能力持续下降，血压升高。这也是目前高血压发病率居高不下且趋于年轻化的重要原因之一。

此外，年轻气盛、易怒、抑郁，都可成为精神应激的一部分。长期精神应激下，亦可引起血压升高。

3. 吸烟

吸烟可以使交感神经末梢增加释放去甲肾上腺素而使血压升高，同时可以通过氧化应激，损害一氧化氮（NO）介导的血管舒张反应而引起血压增高。

4. 饮酒

持续饮酒者较不饮酒者 4 年内发生高血压的风险增加 40%，饮酒量与高血压发病率具有一定的相关性。

5. 气候变化

冷空气来临之时，尤其是冬春交替之际，昼夜温差大，冷热交替，亦是血压升高或血压波动的诱发因素。国外许多学者曾对高血压与气候变化关系进行研究，发现在气温交替峰值时，因血压升高，入院人数也往往达到高峰。冬季平均收缩压比夏季高 12mmHg，平均舒张压比夏季高 6mmHg；气温每下降 1℃，收缩压上升 1.3mmHg，舒张压上升 0.6mmHg。而在夏季部分患者血压可趋于正常。室内外温差较大，同样也影响着血压波动，室内温度骤降，血管收缩，易引起血压升高。

（三）其他

1. 超重与肥胖

我国成人体重指数（body mass index，BMI）= 体重（kg）/身高（m）^{2}，正常范围为 19～24kg/m^2。超重为体重超出理想体重 10%，我国标准为 BMI≥24kg/m^2。肥胖为体重超出理想体重 20%，我国标准为 BMI≥28kg/m^2。血压与体重指数具有一定的正相关性。BMI≥24kg/m^2 者患高血压的危险性是 BMI 正常者的 3～4 倍。基线 BMI 每增加 3kg/m^2，其 4 年内发生高血压的危险性，男性增加 50%，女性增加 57%。此外，肥胖的类型与高血压的发生也有一定的相关性，腹型肥胖者更容易发生高血压。

2. 药物

服用避孕药的妇女血压升高发生率及程度与服药时间长短有关，避孕药所引起的血压升高一般为轻度，具有可逆性。在停药后 3～6 个月血压常可恢复正常。其

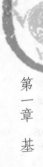

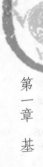第一章 基础篇

他如麻黄碱、甘草、肾上腺皮质激素、非甾体抗炎药等，长期服用亦可导致血压升高。

　　3. 睡眠呼吸暂停低通气综合征

　　睡眠呼吸暂停低通气综合征（sleep apnea hypopnea syndrome，SAHS）是指每晚睡眠过程中呼吸暂停反复发作 30 次以上，或睡眠呼吸暂停低通气指数（AHI）≥5 次/小时并伴有嗜睡等临床症状。SAHS 有中枢型（CSAS）与阻塞型（OSAHS）两型，以OSAHS 多见。OSAHS 且具有一定的家庭聚集性和遗传背景，多数有上呼吸道，特别是鼻、咽部位狭窄的病理基础，如肥胖、变应性鼻炎、鼻息肉、扁桃体肥大、软腭松弛、腭垂过长过粗、舌体肥大、舌根后坠、下颌后缩、颞颌关节功能障碍和小颌畸形等。其发病机制可能与睡眠状态下上气道软组织、肌肉的塌陷性增加及睡眠期间上气道肌肉对低氧和二氧化碳的刺激反应性降低有关。OSAHS 患者常以心血管系统异常表现为首发症状和体征，可以是高血压的独立危险因素。OSAHS 患者中，其高血压的发病率为 50%，且降压药物的治疗效果不佳。

三、病机

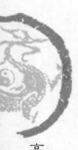

　　高血压发生发展是一个环境与遗传因素相互作用的复杂过程，虽对高血压发病机制研究甚多，但遗传或环境因素是通过什么途径或环节，如何导致血压升高，至今仍没有完整、统一的认识。高血压的发病机制之所以没有定论，可能与高血压本身的复杂性相关，其复杂性主要体现在以下几方面。

　　1）高血压不是一种均匀同质性疾病，不同国家、不同地区、不同民族，乃至不同个体之间，其发病的病因病机不尽相同。

　　2）高血压发病进程长，进展一般较为缓慢，又有始动、维持、进展等不同阶段之分，且处于不同阶段其诱发因素、发病机制不尽相同。

　　3）参与血压正常生理调节的机制不等同于高血压发病过程的病理机制，血压受多种机制调节，且某一种或多种调节机制的异常或缺失，常被其他调节机制所代偿，高血压发生极可能是多种调节机制失代偿所致，亦可能由新机制所引发。

　　4）高血压的发病机制与高血压引起的病理生理变化很难截然分开，血压的波动性和血压分级的人为划分，以及发病时间的模糊性也是高血压发病始动因素难以确认的原因之一。

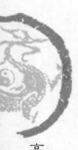
高血压的中西医结合防治

血压正常是血液循环流动的前提，血压在多种因素调节下保持正常，从而提供各组织器官以足够的血量来维持正常的新陈代谢。从血流动力学角度分析，血压的维持主要取决于体循环周围血管阻力和心输出量，平均动脉压（MBP）＝心输出量（CO）×总外周血管阻力（PR）。高血压的血流动力学特点主要表现为总外周阻力的相对或绝对升高，基于这一认识，目前比较公认的高血压的发病机制主要有以下几种。

（一）神经-内分泌系统调节紊乱

交感神经兴奋性增强被认为是高血压发生过程中重要的神经调节因素。交感神经节后纤维可分为两大类，即缩血管纤维和扩血管纤维。前者递质主要为神经肽Y（neuropeptide Y，NPY）及去甲肾上腺素等，后者递质主要为降钙素基因相关肽（calcitonin gene related peptide，CGRP）、P物质等。多种因素或原因引发大脑皮质下神经中枢功能发生变化，各种神经递质浓度和活性异常，包括去甲肾上腺素、肾上腺素、多巴胺、神经肽Y、5-羟色胺、血管加压素、脑啡肽、脑钠肽和中枢肾素-血管紧张素系统，最终使交感神经系统活性亢进，血浆儿茶酚胺浓度升高，阻力小动脉收缩增强而导致血压升高。

（二）肾素-血管紧张素-醛固酮系统激活

肾素-血管紧张素-醛固酮系统（renin-angiotensin-aldosterone system，RAAS）是人体中重要的神经内分泌调节系统，存在于血管壁、心脏、肾脏、肾上腺等组织中。70%的原发性高血压患者为正常肾素活性及高肾素活性型，其特点是血压升高与肾素活性绝对或相对升高有关。经典RAAS包括肾小球入球动脉的球旁细胞分泌肾素，激活从肝脏产生的血管紧张素原（AGT），生成血管紧张素Ⅰ（Ang Ⅰ），经肺循环的血管紧张素转换酶（ACE）生成血管紧张素Ⅱ（Ang Ⅱ）。Ang Ⅱ是RAAS的主要效应物质，可强烈刺激肾上腺皮质球状带细胞合成和释放醛固酮，促进肾小管和集合管对Na^+和水的重吸收，使细胞外液量增加，并使全身微动脉收缩，外周阻力增大，血压升高；可使静脉收缩，回心血量增多，其缩血管作用是去甲肾上腺素的40倍；可作用于交感神经末梢上的血管紧张素受体，使其增多去甲肾上腺素的释放；还可作用于中枢神经系统内一些神经元的血管紧张素受体，使交感缩血管紧张性增强。Ang Ⅱ通过以上中枢和外周机制，引起外周阻力增大，血压升高。

（三）肾性水钠潴留

各种原因引起肾性水钠潴留，会通过全身血流自身调节，使外周血管阻力和血压升高，启动压力-利尿钠（pressure-natriuresis）机制将潴留的水钠排泄出去。也可能通过排钠激素，如内源性类洋地黄物质等的分泌释放增加，在排泄水钠的同时使外周血管阻力增高。这个学说的理论意义在于将血压升高作为维持体内水钠平衡的一种代偿方式。引起肾性水钠潴留有较多原因，如亢进的交感活性使肾血管阻力增加；肾小球微小结构病变；肾排钠激素（前列腺素、激肽酶、肾髓质素）分泌减少，或者肾外排钠激素（内源性类洋地黄物质、心房钠尿肽）分泌异常，或者潴钠激素（18-羟去氧皮质酮、醛固酮）释放增多等。

（四）细胞膜离子转运异常

血管平滑肌细胞有许多特异性的离子通道、载体和酶，组成细胞膜离子转运系统，维持细胞内外 Na^+、K^+、Ca^{2+} 浓度的动态平衡。遗传性或获得性细胞膜离子转运异常，包括钠泵活性降低，Na^+-K^+ 协同转运缺陷，细胞膜通透性增强，钙泵活性降低，可导致细胞内 Na^+、Ca^{2+} 浓度升高，膜电位降低，激活平滑肌细胞兴奋收缩耦联，使血管收缩反应性增强和平滑肌细胞增生与肥大，血管阻力增高。

（五）胰岛素抵抗

胰岛素抵抗（insulin resistance，IR）是指必须以高于正常的血胰岛素释放水平来维持正常的糖耐量，表示机体组织对胰岛素处理葡萄糖的能力减退。约 50%原发性高血压患者存在不同程度的胰岛素抵抗，在肥胖、血三酰甘油升高、高血压与糖耐量减退并存的代谢综合征患者中最为明显。近年来认为胰岛素抵抗是 2 型糖尿病和高血压发生的共同病理生理基础，但是胰岛素抵抗如何导致血压升高尚未定论。多数认为是胰岛素抵抗造成继发性高胰岛素血症引起的，因为胰岛素抵抗主要影响胰岛素对葡萄糖的利用效应，胰岛素的其他生物学效应仍然保留，继发性高胰岛素血症使肾脏水钠重吸收增强，交感神经系统活性亢进，动脉弹性减退，从而血压升高。在一定意义上，胰岛素抵抗所致交感活性亢进使机体产热增加，是对肥胖的一种负反馈调节，这种调节以血压升高和血脂代谢障碍为代价。

（六）其他

精神刺激、缺乏运动、肥胖、过度饮酒等也与高血压相关。

然而，上述从总外周血管阻力增高出发的机制尚不能解释单纯收缩期高血压和脉压明显增大。通常情况下，大动脉弹性和外周血管的压力反射波是收缩压与脉压的主要决定因素，因此近年来动脉弹性功能在高血压发病中的作用引起广泛重视。现在已知，覆盖血管内膜面的内皮细胞能生成、激活和释放各种血管活性物质来调节心血管功能，这些活性物质包括前列环素（PGI2）、内皮素1（ET-1）、内皮依赖性血管收缩因子（EDCF）等。随着年龄增长，各种心血管危险因素增加，如血脂异常、血糖升高、吸烟、高同型半胱氨酸血症等，引起氧自由基产生增加，NO灭活增强，氧化应激（oxidative stress）反应增强，均可影响动脉弹性功能和结构。由于大动脉弹性减退，脉搏波传导速度增快，反射波抵达中心大动脉的时相从舒张期提前到收缩期，出现收缩期延迟压力波峰，导致收缩压升高，舒张压降低，脉压增大。阻力小动脉结构（血管数目稀少或壁/腔值增加）和功能（弹性减退和阻力增大）改变，影响外周压力反射点的位置或反射波强度，也对脉压增大起重要作用。

现代研究揭示，免疫紊乱、炎症反应等与高血压的发生、发展密切相关。此外，高血压作为一种具有遗传倾向的慢性疾病，从传统遗传学到表观遗传学的研究都有了新的发展，并为进一步认知高血压发生发展机制增添了新的内容。此内容将在本书第六章现代研究篇中详细论述。

-- 参 考 文 献 --

[1] 陈伟伟，高润霖，刘力生，等.《中国心血管病报告2015》概要[J]. 中国循环杂志，2016，31（12）：624-632.

[2] Ruilope L M，Bakris G L. Renal function and target organ damage in hypertension[J]. European Heart Journal，2011，32（13）：1599-1604.

[3] Shlomai G，Grassi G，Grossman E，et al. Assessment of target organ damage in the evaluation and follow-up of hypertension patients：where do we stand？[J]. J Clin Hypertens，2013，15（10）：742-747.

[4] Mills K T，Bundy J D，Kelly T N，et al. Global disparities of hypertension prevalence and control：a systematic analysis of population-based studies from 90 countries[J]. Circulation，2016，134（6）：441-450.

[5] Lewington S，Lacey B，Clarke R，et al. The burden of hypertension and associated risk for cardiovascular mortality in China[J]. Jama Internal Medicine，2016，176（4）：524-532.

[6] Reibis R K，Huber M，Karoff M，et al. Target organ damage and control of cardiovascular risk factors in hypertensive patients. Evidence from the multicenter ESTher registry[J]. Herz，2015，40：209-216.

[7] Reriani M K，Lerman L O，Lerman A. Endothelial function as a functional expression of cardiovascular risk factors[J]. Biomark Med，2010，4（3）：351-360.

高血压的中西医结合防治

第二章 诊 断 篇

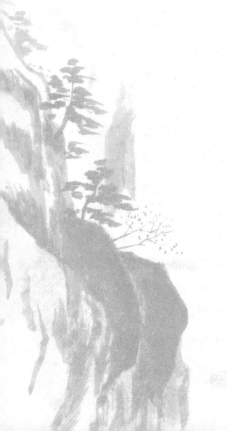

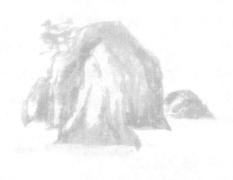

第一节　高血压的临床表现

高血压缺乏特殊的临床表现，有时无自觉症状，被称为"无声杀手"。这种疾病常出现诊断延迟，仅在体检或偶尔测血压时被发现，甚至到发生了心、脑、肾等并发症，心力衰竭、脑卒中或肾衰竭需要透析时才被发现，轻则影响生活质量，重则危及生命。因此，做到高血压的早发现、早诊断、早干预十分重要。

一、症状

高血压大多起病缓慢，且起病多隐匿，病情发展慢，病程长。缓进型高血压多为中年后起病，有家族史者发病年龄可较轻。早期患者血压波动，血压时高时正常，在劳累、精神紧张、情绪波动时易有血压升高；休息，去除上述因素后，血压常可降至正常。随着病情的发展，血压可趋向持续性升高或波动幅度变小。

患者的主观症状和血压的升高程度可不一致，约半数患者无明显症状，只是在体检或因其他疾病就医时才发现有高血压，少数患者则在发生心、脑、肾等器官的并发症时才明确高血压的诊断。早期患者由于血压波动幅度大，可有较多症状，而血压升高持续一段时间后即使血压在较高水平也可无明显症状，所以无论有无症状，都应定期检测患者的血压。

高血压常见的非特异性症状有头晕、头痛、头胀、头枕部或颈项板紧感、疲劳、心悸等，也可出现视物模糊、鼻出血等较重症状。部分患者有乏力、失眠、工作能力下降，或者出现靶器官损害相关的症状，如气促、胸闷、失眠、记忆力减退、肢体乏力或麻木、夜尿增多或泡沫尿等。上述症状的出现，提示可能存在高血压，应尽快进行血压的测量。

头痛、头晕和头胀是高血压最常见的神经系统症状。高血压直接引起的头痛多发生在早晨，位于前额、枕部或颞部。相关症状与血压水平有一定的关联，典型的高血压头痛在血压下降后即可消失。高血压引起的头晕可为暂时性或持续性，伴有眩晕者较少，与内耳迷路血液循环障碍有关，经降压治疗后症状可减轻，但要注意有时血压下降得过快过多也可引起头晕。与血压水平无关的头痛，可能提示同时合并其他原因的头痛，如精神焦虑性头痛、偏头痛、青光眼等临床情况。在高血压合并动脉粥样硬化、心功能减退的患者，当突然发生严重的头晕或眩晕时，要警惕可能是短暂性脑缺血发作或者过度降压、直立性低血压。

少部分患者可出现继发性高血压的相关症状，如高血压伴肌无力、周期性瘫痪、烦渴、多尿等症状提示原发性醛固酮增多症；阵发性血压升高伴心动过速、头痛、出汗、面色苍白等症状提示嗜铬细胞瘤。此外，在高血压的治疗过程中会出现一些与降压药不良反应相关的症状，如血管紧张素转化酶抑制剂（ACEI）类药物引起的干咳、钙拮抗剂（CCB）类药物引起的下肢水肿等，需要医生及时地加以识别。

少数患者病情急骤发展，可出现高血压急症和亚急症的临床表现。高血压急症是指原发性或继发性高血压患者，在某些诱因作用下，血压突然和显著升高（一般＞180/120mmHg），同时伴有进行性心、脑、肾等重要靶器官功能不全的表现。高血压急症包括高血压脑病、颅内出血、脑梗死、急性心力衰竭、肺水肿、急性冠状动脉综合征、主动脉夹层、子痫等。舒张压持续≥130mmHg，并有头痛、视物模糊、眼底出血、渗出和视盘水肿，肾功能损害突出，持续蛋白尿、血尿与管型尿，称为恶性高血压。血压显著升高引发脑水肿及颅内压升高，出现头痛、呕吐、意识障碍，严重者发生抽搐、昏迷，称为高血压脑病。高血压亚急症是指血压显著升高但不伴有靶器官损害，患者可有血压明显升高造成的症状，如头痛、胸闷、鼻出血和烦躁不安等。

二、体征

高血压的体征一般较少，详细的体格检查有助于发现继发性高血压的线索，以及明确是否有靶器官损害。需要重点检查的项目包括周围血管搏动、血管杂音、心脏杂音等。血管杂音的常见检查部位应包括颈部、背部两侧肋脊角、上腹部脐两侧、腰部肋脊处。肾血管性高血压、大动脉炎、主动脉狭窄、粥样斑块阻塞时可出现血管杂音，提示存在血管狭窄；肾动脉狭窄的血管杂音常向腹部两侧传导，大多具有舒张期成分；股动脉搏动延迟出现或缺如，并且下肢血压明显低于上肢，提示主动脉缩窄；高血压患者心脏听诊可有主动脉瓣区第二心音亢进、收缩期杂音或收缩早期喀喇音。此外，腰部肿块提示多囊肾或嗜铬细胞瘤；向心性肥胖、紫纹与多毛，提示库欣综合征（Cushing syndrome）可能。

第二节　高血压的诊断

一、高血压诊断性评估

（一）病史采集

1. 病史

了解高血压初次发病时间（年龄），血压最高水平和一般水平，伴随症状，降压药使用情况及治疗反应，尤其注意有无继发性高血压症状。

2. 个人史

了解个人生活方式，包括饮食习惯（油脂、盐摄入）和嗜好（酒精摄入量、吸烟情况），体力活动量，体重变化；女性已婚患者，注意询问月经史及避孕药使用情况。

3. 既往史

了解有无冠状动脉粥样硬化性心脏病（冠心病）、心力衰竭、脑血管病、周围血管病、糖尿病、痛风、血脂异常、支气管痉挛、睡眠呼吸暂停综合征、肾脏疾病等病史。

4. 家族史

询问高血压、糖尿病、冠心病、脑卒中家族史及其发病年龄。

5. 社会心理因素

了解家庭、工作、个人心理及文化程度。

（二）体格检查

①记录年龄、性别；②测量血压；③测量身高、体重、腰围；④其他必要的体检，如心率、心律、大动脉搏动及大血管杂音等。

（三）评估有无靶器官损害

有以下症状和体征者提示可能有靶器官损害，需要进一步做相应检查。①心脏：心悸、胸痛、心脏杂音、下肢水肿；②脑和眼：头晕、眩晕、视力下降、感觉和运动异常等；③肾脏：眼睑水肿、夜尿增多、血尿、泡沫尿、腹部肿块、腰部及腹部血管性杂音；④周围血管：间歇性跛行、四肢血压不对称、脉搏异常、血管杂音、足背动脉搏动减弱。

（四）实验室和辅助检查

1. 基本项目

血液生化检查（钾、空腹血糖、总胆固醇、三酰甘油、高密度脂蛋白胆固醇、低密度脂蛋白胆固醇、尿酸和肌酐）；全血细胞计数；血红蛋白和血细胞比容；尿液分析（尿蛋白、尿糖和尿沉渣镜检）；心电图。

2. 选择项目

对怀疑为继发性高血压者，根据需要可以分别选择以下检查项目：血浆肾素活性，血、尿醛固酮，血、尿皮质醇，血浆游离甲氧基肾上腺素及甲氧基去甲肾上腺素，血、尿儿茶酚胺，动脉造影，肾和肾上腺超声，CT，MRI，睡眠呼吸监测等。

为了解高血压引起的靶器官损害和并发症的情况，必要时选择下列检查。

（1）心脏　超声心动图、运动试验、心脏冠状动脉 CT、冠状动脉造影、心脏放射性核素显像等。

（2）脑　脑血管多普勒超声、脑血管造影、颅脑 CT 和 MRI 检查。

（3）肾　尿微量白蛋白、尿白蛋白、肾小球滤过率、肾脏超声。

（4）周围血管（包括眼底视网膜血管）　颈动脉超声、下肢动脉超声（尤其对吸烟和肥胖者）、踝/臂血压指数（ABI）、脉搏波传导速度、检眼镜检查。

（五）血压测量的规范化

血压测量是高血压诊断的基本手段，血压值是诊断与治疗的主要依据，亦是疗效评估的主要指标。因此，规范化的血压测量十分重要。

血压测量有 3 种方式，即诊室血压、家庭自测血压、动态血压。诊室血压读数高于家庭血压和动态血压 24h 平均读数。目前高血压的诊断以诊室血压为主，提倡家庭自测血压，有条件的可进行动态血压测量，有助于协助诊断高血压、发现"隐蔽性高血压"及鉴别"白大衣性高血压"。

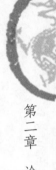

1. 血压计的选择

因水银会对环境造成污染,故应积极推荐使用经国际标准认证合格的上臂式电子血压计,但近期仍可使用台式水银血压计。

2. 血压测量标准方法

1）选择符合标准的水银血压计或通过国际标准［欧洲高血压学会（ESH）、英国高血压学会（BHS）和美国医疗仪器促进协会（AAMI）］认证合格的上臂式电子血压计进行测量。一般不提倡腕式或手指式血压计。

2）袖带的大小适合患者的上臂臂围,袖带气囊至少覆盖 80%上臂周径。

3）被测量者测量前 30min 内应避免进行剧烈运动、进食、饮用含咖啡或茶的饮料、吸烟、服用影响血压的药物（用降压药物治疗的高血压患者除外）；精神放松、排空膀胱；至少安静休息 5min。测压时患者务必保持安静,不讲话。

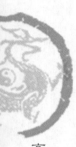

4）被测量者应坐于有靠背的座椅上,双脚自然平放；裸露上臂,上臂及血压计与心脏处于同一水平。老年人、糖尿病患者及出现直立性低血压情况者,应加测站立位血压。

5）将袖带紧贴缚在被测者上臂,袖带下缘应在肘弯上 2.5cm 左右,松紧以能插入 1～2 指为宜。用水银血压计时将听诊器胸件置于肘窝肱动脉搏动明显处。

6）在放气过程中仔细听取柯氏音,观察柯氏音第 I 时相（第 1 音）和第 V 时相（消失音）。收缩压读数取柯氏音第 I 时相,舒张压读数取柯氏音第 V 时相。12 岁以下儿童、妊娠妇女、严重贫血及甲状腺功能亢进症者、主动脉瓣关闭不全及柯氏音不消失者,以柯氏音第 IV 时相（变音）作为舒张压读数。

7）确定血压读数：所有读数均应以水银柱凸面的顶端为准；读数应取偶数（0、2、4、6、8）,医疗记录中血压尾数 0、2、4、6、8 的分布应均匀（分别在 20%±10%以内）。注意克服血压尾数记录的 0 偏好现象。电子血压计以显示血压数据为准。应间隔 1min 重复测量,一般测量 3 次血压,至少取 2 次读数平均值记录。如果收缩压或舒张压的 2 次读数相差 5mmHg 以上应再次测量,以 3 次读数平均值作为测量结果。

3. 诊室血压

诊室血压（OBPM）是最常用和最基本的血压检测方法,准确地测量诊室血压是诊断高血压及评估患者心血管危险的基础。正常情况下人体血压在 24h 内变化明显,因此,高血压的诊断不可基于一次测量的血压水平升高而做出,应根据 3 次非同日就诊时血压水平来诊断是否为高血压。

准确的测量方法：在测量血压前 30min 内不能吸烟和饮用咖啡。静息 5min 后，患者取靠背坐位，赤裸手臂置于心脏水平，将袖带充气至桡动脉搏动消失后再升高 20mmHg 左右，以 3~5mmHg/s 的速度为袖带放气。每次就诊时至少测量 2 次血压值，相隔 1~2min 重复测量，取 2 次读数的平均值，如果收缩压或舒张压的 2 次读数相差 5mmHg 以上，应再次测量，取 3 次读数的平均值，该平均值作为本次就诊的血压水平。

4. 24h 动态血压监测

动态血压是指患者佩戴动态血压监测仪记录的 24h 血压。动态血压测量应使用符合国际标准（BHS 和 AAMI）的监测仪。

动态血压监测（ABPM）在临床上可用于诊断白大衣性高血压、检测隐匿性高血压、检查难治性高血压的原因、发现发作性高血压或低血压，评估血压升高程度、短时变异和昼夜节律，以及诊断单纯夜间高血压等。

正常人血压呈明显的昼夜节律，表现为双峰一谷，在 6:00~10:00 及 16:00~20:00 各有一高峰，而夜间血压明显降低。动态血压监测是唯一在睡眠过程中测量夜间高血压的无创性方法。正常人血压在夜间睡眠时降低而在清晨唤醒开始活动后急剧升高。持续夜间高血压进一步增加了已经积聚于心血管系统上的血压负荷。与白天高血压或诊室血压相比，夜间高血压预测心血管转归的能力更强。清晨血压急剧升高与脑卒中、心肌梗死和心脏猝死的发病高峰密切相关。

动态血压的测量时间间隔一般可设定为白天每 15min、20min 或 30min 测量 1 次，夜间可适当延长为每 30min 或 60min 测量 1 次。有效的血压读数次数应该达到监测次数的 80% 以上，每小时至少有一次血压读数。指导患者日常活动，避免剧烈运动。测血压时患者上臂要保持伸展和静止状态。

动态血压监测的常用指标是 24h、白天及夜间的平均血压水平，晨峰血压，血压昼夜节律。目前认为动态血压的正常参考范围为 24h 平均值<130/80mmHg，白昼平均值<135/85mmHg，夜间平均值<120/70mmHg。正常情况下，夜间血压均值比白昼血压均值低 10%~15%。

5. 家庭自测血压

家庭自测血压（HBPM）是指受测者在诊室外的其他环境所测量的血压。家庭自测血压可获取日常生活状态下的血压信息，可帮助排除白大衣性高血压，检出隐蔽性高血

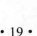

压，对增强患者诊治的主动参与性，改善患者治疗依从性等具有优势。家庭自测血压在评价血压水平和指导降压治疗上已经成为诊所血压的重要补充。

推荐使用符合国际标准（BHS 和 AAMI）的上臂式全自动或半自动电子血压计，不推荐腕式或手指式血压计。水银血压计需要听诊技术，容易发生测量和记录偏差，且水银血压计有水银污染的潜在风险，将逐步被限制或淘汰。每个患者的家庭血压测量仪均须在诊所检查以确认其准确性，电子血压计每年至少校准 1 次。

医护人员应指导患者进行家庭血压测量，培训居民测压的方法并告知注意事项，测压前注意检查电子血压计电池的电力是否充足、开关是否灵活、脉搏波血压计的袖带内传感器应放置于肱动脉搏动处。准确的测量方法：测量前 30min 不要吸烟、饮酒或喝咖啡，排空膀胱，至少休息 5min，测压时务必保持安静，不讲话。坐位，双脚自然平放，上臂与胸壁呈 40°角放于桌上，用手触摸肘窝，找到肱动脉搏动的部位，将袖带的胶皮袋中心置于肱动脉上，袖带下缘距肘线 2～3cm，松紧以能插入 1～2 指为宜。裸臂绑好袖带，袖带必须与心脏保持同一水平。袖带型号要合适，袖带宽幅过窄或缠得过松测得的血压会偏高，袖带过宽或缠得过紧测得的血压会偏低。

初诊或血压未达标及不稳定的患者，每日早晚各测 1 次血压，最好在早上起床排尿后、服药前进行；晚上在临睡前，连续测量 7 天，对少数无法连续测量 7 天者，至少连续测量 3 天。每次连续测量血压 2～3 遍，每遍间隔 1min，取后两遍血压的平均值。因为首遍测量血压数值往往偏高，所以取后 6 天血压平均值作为诊断治疗参考的血压值。如血压达标且稳定者，建议每周固定一天自测血压，早晚各 1 次。

诊断阈值与治疗目标值：家庭自测血压水平低于诊室血压测量水平，家庭自测血压 135/85mmHg 相当于诊室血压的 140/90mmHg，非同日 3 次家庭自测血压≥135mmHg 和（或）≥85mmHg 可考虑诊断高血压。治疗的目标值也是＜135/85mmHg。

某些心律失常如心房颤动、频发期前收缩患者，采用电子血压计不能准确测量血压，血压本身的波动可能影响患者的情绪，使其血压升高，形成恶性循环，不建议精神焦虑或擅自改变治疗方案的患者进行家庭自测血压。

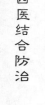

二、高血压的诊断标准

有关高血压的诊断标准，国内外的学者已经争论了许多年。在自然人群中，动脉血压水平是随年龄的增加而升高的，在正常和血压升高之间很难划出一个明显的界限。"正常血压"和"高血压"的分界线，只能人为地以一种实用的方法加以规定，理论上这个分界线应该是能区别有病和无病的最佳血压水平。目前主要是将流行病学调查资料、高血压人群的治疗随访数据，以及严格实施的降压药物临床随机对照试验结果，进行综合评估和相互印证，确定出在某一血压水平，高于此血压水平的人群接受降压治疗后，可以减少人群的心、脑、肾并发症，改善预后，则这种血压水平就是高血压。

高血压的诊断主要根据诊室测量的血压值，采用经核准的水银血压计或电子血压计，测量安静休息坐位时上臂肱动脉部位的血压。

高血压的诊断标准：在未用抗高血压药的情况下，一般需非同日测量 3 次诊室血压收缩压均≥140mmHg 和（或）舒张压≥90mmHg，可诊断为高血压。患者既往有高血压史，目前正在服用抗高血压药，血压虽低于 140/90mmHg，也应诊断为高血压。一旦诊断为高血压，必须鉴别是原发性高血压还是继发性高血压。

初次血压升高指第一次发现血压达到高血压诊断标准［即收缩压≥140mmHg 和（或）舒张压≥90mmHg］。如重度升高者［即收缩压≥180mmHg 和（或）舒张压≥110mmHg］，排除其他干扰因素并安静休息后，复测仍重度升高，可诊断为高血压。轻、中度升高者［即 140mmHg≤收缩压＜180mmHg 和（或）90mmHg≤舒张压＜110mmHg］，建议 4 周内再复测血压 2 次。若均达到高血压诊断标准，则诊断为高血压；复测血压未达到高血压诊断标准者，则增加血压测量次数（每 3～6 个月至少测 1 次）。

目前，仍以诊室血压作为高血压诊断的依据。有条件的应同时积极采用家庭自测血压或动态血压监测进一步评估血压状况。家庭自测血压收缩压≥135mmHg 和（或）舒张压≥85mmHg 和 24h 动态血压收缩压平均值≥130mmHg 和（或）舒张压平均值≥80mmHg，白天收缩压平均值≥135mmHg 和（或）舒张压平均值≥85mmHg，夜间收缩压平均值≥120mmHg 和（或）舒张压平均值≥70mmHg，可作为高血压诊断时的参考。

三、血压水平的分类和分级

人群中血压呈连续性分布，正常血压和高血压的划分无明确界限，高血压的标准是根据临床及流行病学资料界定的。目前，我国采用的血压分类标准见表 2-1。高血压的定义为未服用降压药的情况下诊室收缩压≥140mmHg 和（或）舒张压≥90mmHg。根据血压升高水平，进一步将高血压分为1～3级。

表2-1　血压水平的分类和分级

类别	收缩压（mmHg）		舒张压（mmHg）
正常血压	<120	和	<80
正常高值血压	120～139	和（或）	80～89
高血压	≥140	和（或）	≥90
1级高血压（轻度）	140～159	和（或）	90～99
2级高血压（中度）	160～179	和（或）	100～109
3级高血压（重度）	≥180	和（或）	≥110
单纯收缩期高血压	≥140	和	<90

注：以上标准适用于年龄≥18 岁的成人。当收缩压和舒张压分属于不同级别时，以较高的分级为准。单纯收缩期高血压也可按照收缩压分为1、2、3级。

在此，需要特别关注高血压前期的概念和心血管风险。血压水平从115/75mmHg开始，心脏病和脑卒中的危险随着收缩压和舒张压的增高呈连续且几何级数的增加。当血压数值＞140/90mmHg 时，治疗的获益将大于风险。《中国高血压防治指南（2018 年修订版）》中的"正常高值血压"与《2014 年美国成人高血压治疗指南》中的"高血压前期"的概念相同，指的是血压轻度升高达到 120～139/80～89mmHg 的状态，这种血压水平的患者今后发展成高血压的可能性是血压低于 120/80mmHg 者的 2 倍，并且与较低血压者相比，其心血管危险仍然呈连续的对数线性增加的关系。血压 120/80mmHg 者的心血管病死率低于 140/90mmHg 者，大约是后者的 1/2。最新的观点认为血压在 130～139/85～89mmHg 应纳入高血压心血管危险分层的指标。

四、高血压的心血管危险分层

对高血压患者作心血管危险分层，有利于指导治疗和判断预后。高血压的预后不仅与血压升高水平有关，而且与其他心血管危险因素、靶器官损害、伴随的临床疾患包括糖尿病有关。在影响预后的因素中，除危险因素外，是否存在靶器官损害至关重要。靶器官损害发生后不仅独立于始动的危险因素，加速心、脑血管病发生，而且成为预测心、脑血管疾病的危险标记。左心室肥厚、颈动脉内膜中层厚度（IMT）增加或粥样斑块、动脉弹性功能减退和微量白蛋白尿等靶器官损害，已被公认为心血管危险的重要标记。

（一）影响高血压预后的因素

影响高血压患者预后的因素包括血压水平、心血管病危险因素、靶器官损害及伴随的临床疾患。对初诊患者通过全面询问病史、体格检查及各项辅助检查，找出影响预后的因素。影响预后的因素可参考表 2-2。

表 2-2　高血压患者危险分层的检查评估指标

询问病史和简单体检（必做的基本检查项目）	实验室检查（尽可能检查的常规项目及异常标准）
血压：分为 1、2、3 级	空腹血糖≥7.0mmol/L
肥胖：BMI≥28kg/m² 或腹型肥胖	空腹血脂：总胆固醇≥5.7mmol/L，低密度脂蛋白胆固醇
腰围：男性≥90cm，	≥3.3mmol/L，高密度脂蛋白胆固醇<1.0mmol/L，三酰甘
女性≥85cm	油≥1.7mmol/L
年龄：男性>55 岁，	血肌酐：男性≥115μmol/L（1.3mg/dl），
女性>65 岁	女性≥107μmol/L（1.2mg/dl）
吸烟	尿蛋白≥300mg/24h
已知血脂异常	尿微量白蛋白 30～300mg/24h，或尿白蛋白/尿肌酐：男性
早发心血管病家族史（一级亲属，	≥22mg/g（2.5mg/mmol），女性≥31mg/g（3.5mg/mmol）
男性 55 岁，女性 65 岁以前发病）	心电图示左心室肥厚
脑血管病（脑卒中、短暂性脑缺血发作）病史	眼底视盘水肿、眼底出血
心脏病（冠心病：心绞痛、心肌梗死、冠状动脉重建、心	胸部 X 线示左心室扩大
力衰竭）病史	超声示颈动脉内膜增厚或斑块
周围血管疾病史	心脏超声示左心室肥厚
肾病病史	动脉僵硬度：脉搏波传导速度≥12m/s
糖尿病	

（二）高血压的心血管危险分层

1）根据患者血压水平、心血管危险因素、靶器官损害、伴随临床疾患进行危险分层。将患者分为低危、中危、高危三层，见表 2-3。低危、中危、高危分层的主要内容如下。低危：1 级高血压，且无其他危险因素。中危：2 级高血压；1 级高血压并伴 1～2 个危险因素。高危：3 级高血压；高血压 1 或 2 级伴≥3 个危险因素；高血压（任何级别）伴任何一项靶器官损害（左心室肥厚、颈动脉内膜增厚、血肌酐轻度升高）；高血压（任何级别）伴随任何一项临床疾患（心脏病、脑血管病、肾病、周围血管疾病、糖尿病等）。

2）详细的、用于分层的心血管危险因素、靶器官损害和伴随临床疾患见表2-4。

3）为方便临床应用，将危险分层项目内容进行简化，具体见表2-5。

表2-3 高血压的心血管危险分层

其他危险因素、靶器官损害和疾病史情况	高血压分级		
	1级 高血压	2级 高血压	3级 高血压
无其他危险因素	低危	中危	高危
1～2个危险因素	中危	中危	高危
≥3个危险因素、靶器官损害、伴随临床疾患	高危	高危	高危

表2-4 影响高血压患者心血管预后的重要因素

心血管危险因素	靶器官损害	伴随临床疾患
高血压（1～3级） 年龄（男性＞55岁，女性＞65岁） 吸烟 糖耐量受损和（或）空腹血糖受损 血脂异常 TC≥5.7mmol/L 或 LDL-C＞3.3mmol/L 或 HDL-C＜1.0mmol/L 早发心血管病家族史（一级亲属发病年龄男性＜55岁，女性＜65岁） 腹型肥胖或肥胖（腰围男性≥90cm，女性≥85cm；BMI≥28kg/m²） 血同型半胱氨酸升高（≥15μmol/L）	左心室肥厚 心电图[Sokolow（$S_{V_1}+R_{V_5}$）＞38mm 或 Cornell（$R_{aVL}+S_{V_3}$）×QRS 间期时间＞2440mm·ms] 超声心动图（LVMI 男性≥125g/m²，女性≥120g/m²） 颈动脉超声 IMT≥0.9mm 或动脉粥样硬化斑块 颈股动脉 PWV≥12m/s ABI＜0.9 eGFR＜60ml/(min·1.73m²)或血肌酐轻度升高（CKD 3 期）（男性 115～133μmol/L，女性 107～124μmol/L） 尿微量白蛋白 30～300mg/24h 或白蛋白/肌酐≥30mg/g	脑血管病 脑出血、缺血性脑卒中、短暂性脑缺血发作 心脏病 心肌梗死、心绞痛 冠状动脉血运重建 慢性心力衰竭 心房颤动 肾脏疾病 糖尿病肾病、肾功能受损（CKD 4 期、CKD 5 期） 周围血管疾病 视网膜病变 出血或渗出 视盘水肿 糖尿病

注：TC，总胆固醇；LDL-C，低密度脂蛋白胆固醇；HDL-C，高密度脂蛋白胆固醇；BMI，体重指数；LVMI，左心室质量指数；IMT，内膜中层厚度；PWV，脉搏波传导速度；ABI，踝臂指数；eGFR，估测的肾小球滤过率。

表2-5 简化危险分层项目内容

项目	内容
高血压分级（mmHg）	1级：收缩压 140～159mmHg 或舒张压 90～99mmHg；2 级：收缩压 160～179mmHg 或舒张压 100～109mmHg；3 级：收缩压≥180mmHg 或舒张压≥110mmHg
危险因素	年龄，吸烟，血脂异常，早发心血管病家族史，肥胖和腹型肥胖
靶器官损害	左心室肥厚，颈动脉内膜增厚或斑块，血肌酐轻度升高
临床并发症、糖尿病	脑血管病，心脏病，肾病，周围血管疾病，视网膜病变，糖尿病

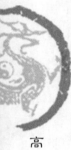

高血压的中西医结合防治

（三）心血管病总体危险评估的定量估算（评分表法）

总体危险是指个体所有危险因素致病作用的总和导致该个体发生该病（或死于该病）的危险程度。心血管总体危险评估是检出高危个体、确定干预目标的重要工具，有助于对心血管病进行早期预防干预和广大民众进行自我健康管理。心血管病发生的危险因素主要有高血压、吸烟、超重/肥胖、血脂异常、糖尿病、缺少运动、家族史、男性、年龄增加等。

根据 1980～1990 年我国学者在 6 万自然人群中展开的为期近 20 年的心血管病发病、死亡和危险因素的前瞻性队列研究建立的危险预测模型估算，按以下三步进行。

第一步：根据个体 7 个危险因素（年龄、性别、收缩压、体重指数、总胆固醇、吸烟和糖尿病）的水平给予评分（表 2-6）。

第二步：将所有评分相加，得出总分。

第三步：根据总分，在绝对危险栏中查到 10 年缺血性心血管病（ICVD）发病的绝对危险，以发病概率（%）来衡量：<10%，为低危，10%～20%为中危，>20%为高危。

表 2-6　中国人缺血性心血管病 10 年发病危险评估表

男性				女性			
第一步：评分				第一步：评分			
年龄（岁）	得分	收缩压（mmHg）	得分	年龄（岁）	得分	收缩压（mmHg）	得分
35～39	0	<120	−2	35～39	0	<120	−2
40～44	1	120～129	0	40～44	1	120～129	0
45～49	2	130～139	1	45～49	2	130～139	1
50～54	3	140～159	2	50～54	3	140～159	2
55～59	4	160～179	5	55～59	4	160～179	3
≥60 岁，每增加 5 岁，得分加 1 分		≥180	8	≥60 岁，每增加 5 岁，得分加 1 分		≥180	4
体重指数（kg/m²）	得分	总胆固醇（mg/dl）	得分	体重指数（kg/m²）	得分	总胆固醇（mg/dl）	得分
<24	0	<200	0	<24	0	<200	0
24～27.9	1	≥200	1	24～27.9	1	≥200	1
≥28	2			≥28	2		
吸烟	得分	糖尿病	得分	吸烟	得分	糖尿病	得分
否	0	否	0	否	0	否	0
是	2	是	1	是	1	是	2

| 第二步：计算总得分（所有得分相加） | | | | 第二步：计算总得分（所有得分相加） | | | |
| 第三步：查绝对危险 | | | | 第三步：查绝对危险 | | | |
总分	10年ICVD绝对危险（%）	总分	10年ICVD绝对危险（%）	总分	10年ICVD绝对危险（%）	总分	10年ICVD绝对危险（%）
≤-1	0.3	9	7.3	-2	0.1	8	5.4
0	0.5	10	9.7	-1	0.2	9	7.3
1	0.6	11	12.8	0	0.2	10	9.7
2	0.8	12	16.8	1	0.3	11	12.8
3	1.1	13	21.7	2	0.3	12	16.8
4	1.5	14	27.7	3	0.5	≥13	≥21.7
5	2.1	15	35.3	4	1.5		
6	2.9	16	44.3	5	2.1		
7	3.9	≥17	≥52.6	6	2.9		
8	5.4			7	3.9		

第三节　高血压的靶器官损害和并发症

持续的血压升高造成心、脑、肾、全身血管损害，严重时发生脑卒中、心肌梗死、心力衰竭、肾衰竭、主动脉夹层等危及生命的临床并发症。

生活方式不健康、血压越高、病程越长、伴随的危险因素越多，靶器官损害的程度就越严重，心血管病的发病风险就越大。血压从115/75mmHg起，收缩压每升高20mmHg，或舒张压每升高10mmHg，冠心病和脑卒中的发生风险增加1倍。

在50岁以前，舒张压高的危险性较大，而在50岁以后，收缩压高的危害更为重要；不仅血压水平的高低有影响，而且血压的波动程度越大，危害越高；清晨和夜间的高血压，都会导致靶器官损害及临床事件的发生。

一、心脏

高血压可导致左心室肥厚、冠心病、心力衰竭和心律失常等。

（一）左心室肥厚

左心室肥厚是高血压最常见的靶器官损害。血压升高使心脏向动脉射血的阻力增大，负担加重，心腔内压力高，加上一些神经体液因子的作用，造成心肌细胞肥大、间质纤维化，导致心肌肥厚。在心脏未增大前，体检可无特殊发现，或仅有脉搏或心尖搏动（心尖冲动）较强有力，主动脉瓣区第二心音因主动脉舒张压升高而亢进。心脏增大后，体检可发现心界向左、向下扩大；心尖搏动强有力，呈抬举样；心尖区和（或）主动脉区可听到Ⅱ～Ⅲ级收缩期吹风样杂音。

（二）冠心病

高血压促进动脉粥样硬化的进展。随着血压水平的增高，冠心病发病的危险也随之增高。高血压患者发生冠心病的危险较血压正常者增高 2.6 倍。部分患者可因合并冠状动脉粥样硬化性心脏病而有心绞痛、心肌梗死表现。

（三）心力衰竭

心肌肥厚及动脉粥样硬化造成心肌供血不足，心脏舒张和收缩功能受损，最终发生心力衰竭。高血压时心脏最先受影响的是左心室的舒张功能。左心室肥厚时舒张期顺应性下降、松弛和充盈功能受影响，甚至可出现在临界高血压和临床检查没发现左心室肥厚时，这可能是心肌间质已有胶原组织增加的缘故，但此时患者可无明显临床症状，出现临床心功能不全的症状多发生在高血压起病数年至十余年之后。在心功能代偿期，除有时感心悸外，其他心脏方面的症状可不明显。代偿功能失调时，则可出现左心衰竭症状，如阵发性夜间呼吸困难，在劳累、饱食和说话过多时发生气喘、心悸、咳嗽，严重时或血压骤然升高时发生肺水肿。反复或持续的左心衰竭，可影响右心功能而发展为全心衰竭，出现尿少、水肿等症状。

（四）心律失常

由于心肌肥厚、缺血和纤维化，左心室肥厚患者容易发生室性心律失常，甚至猝死。心房颤动是高血压患者常见的一种心律失常，心房颤动患者易在左心房形成血栓，血栓脱落，随血液流动，阻塞血管，如阻塞脑动脉则引起脑栓塞。

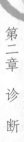

二、脑

中国是脑卒中高发区，每年新发脑卒中患者达 250 万。高血压是脑卒中最重要的危险因素，我国 70% 的脑卒中患者有高血压病史。脑卒中可分为两大类：①缺血性脑梗死，其中包括脑血栓形成、脑栓塞、腔隙性脑梗死、短暂性脑缺血发作等类型；②脑出血，有脑实质和蛛网膜下腔出血。此外，脑卒中也是导致血管性痴呆的重要原因。

（一）缺血性脑梗死

（1）脑血栓　由于脑动脉粥样硬化，形成脑血栓。

（2）脑栓塞　脑外的栓子（如颈动脉粥样斑块脱落、心房颤动患者左心房血栓）脱落，随血流堵塞脑部动脉，导致脑栓塞。

（3）腔隙性脑梗死　长期高血压使脑小动脉硬化，血管腔狭窄闭塞，供血区脑组织因缺血而坏死软化，形成 0.2～1.5mm 的病灶，残留小囊腔，称为腔隙性脑梗死，反复发作出现多个囊腔者，称为多发性腔隙性脑梗死，可造成脑萎缩以至于老年性痴呆。

（4）短暂性脑缺血发作　表现为肢体短暂性的活动障碍、麻木无力，或眩晕、黑矇、失语、吞咽困难，持续数十分钟，24h 内完全恢复，不遗留症状，但可反复发作，每次发作表现基本相同，是脑卒中的先兆，预示着全身的动脉硬化程度严重，必须立即进行治疗。否则，1/3 的患者将在 5 年内发展成脑梗死，发生心肌梗死的危险性也很高。

（二）脑出血

脑内小动脉硬化变脆，在高的压力下膨出形成动脉瘤，重者破裂，引起脑出血，病情凶险。大部分脑血管意外仅涉及一侧半球而影响对侧身体的活动，约 15% 可发生在脑干，从而影响两侧身体。根据脑血管病变的类型、部位、范围、程度不同，临床症状有很大的差别，轻者仅出现一时的头晕、眩晕、失明、失语、吞咽困难、口角㖞斜、肢体活动不便，重者出现偏瘫、昏迷，甚至短期内死亡。

三、肾

肾血管病变的程度与高血压程度及病程密切相关。长期高血压使肾小球内压力增高，造成肾小球损害和肾微小动脉病变，一般在高血压持续 10～15 年后出现肾损害，肾功能减退，部分患者可发展成肾衰竭。

血压未得到控制的高血压患者均有肾脏的病变。随病情的发展可先出现蛋白尿，但未合并心力衰竭和糖尿病者，24h 尿蛋白总量很少＞1g，控制高血压可减少尿蛋白。可见血尿，多为显微镜血尿，少见有透明和颗粒管型。肾功能失代偿时，肾浓缩功能受损，可出现多尿、夜尿、口渴、多饮等，尿比重逐渐降低，最后固定在 1.010 左右，成为等渗尿。当肾功能进一步减退时，尿量可减少，血中尿素氮、肌酐常增高，内生肌酐清除率可明显低于正常，上述改变随肾脏病变的加重而加重，最终出现尿毒症。

四、血管

高血压患者大多伴有动脉粥样硬化，下肢动脉因粥样硬化发生狭窄或闭塞时，可出现间歇性跛行，严重者可有下肢静息痛，甚至溃疡或坏疽。

主动脉夹层是指主动脉内膜撕裂，血流把主动脉壁的内膜和中层剥离，形成壁内血肿。典型者根据病变的部位可表现为突发的胸腹部撕裂样剧痛，病情非常凶险，可伴休克甚至猝死。如有间断的胸痛、腹痛伴发热等症状，要注意不典型主动脉夹层的可能。

五、眼

高血压可损害眼底动脉、视网膜、视神经，造成眼底动脉硬化、视网膜出血和渗出、视网膜中央动脉或静脉阻塞、视盘水肿萎缩、黄斑变性等，导致视力下降，严重者失明。

第四节　高血压的诊断书写

首次发现血压升高，如血压在 140～179/90～109mmHg，则需预约患者重复测量，一般间隔 2 周，如非同日 3 次血压均符合高血压诊断标准则诊断为高血压。以往诊断为原发性高血压而正在用降压药治疗的，本次测量血压＜140/90mmHg，则诊断仍写为原发性高血压（已用降压药治疗）。如血压均值在 140～159/90～99mmHg，则诊断写为原发性高血压 1 级。如高血压伴其他危险因素或靶器官损害的，则可将危险因素或靶器官损害列出，如高血压、高胆固醇血症、左心室肥厚等。如高血压伴其他临床疾患的，则并列出其他临床疾患，如高血压、冠心病、心绞痛、脑梗死后遗症、糖尿病等。

门诊或住院病历有关高血压危险分层的书写：危险分层主要用于判断患者预后或为治疗决策提供参考。门诊病历一般不主张将危险分层（如高危）写在高血压诊断中。住院病历，是否将危险分层（如高危）写在高血压诊断中尚无明确规定。倾向于不推荐将危险分层写在住院病历的诊断中，但可在病例分析中对危险分层予以叙述。

第五节　高血压的早发现、早诊断

高血压通常无自觉症状，但可以使患者发生心、脑、肾等器官损害，导致脑卒中或心肌梗死事件甚至死亡，故称"无声杀手"；只有检出高血压，早期预防与治疗，才能保护心、脑、肾靶器官，降低心血管事件的发生。为做到高血压的早发现、早诊断，建议血压正常的成人每 2 年至少测一次血压，易患高血压者每 6 个月至少测一次血压。

具有下述危险因素之一者，属于高血压易患人群：①不良生活方式。70%~80%的高血压发生与不良生活方式有关，包括长期膳食高盐（每日摄盐量>6g）、长期过量饮酒（每日饮白酒≥100ml）、吸烟、缺乏运动、长期精神压力大等。②高血压家族史（一、二级亲属）。20%~30%的高血压发生与先天遗传因素有关，父母有高血压史，子女患高血压的可能性增加，但遗传对高血压的影响明显低于生活习惯和环境因素。③年龄因素。男性>55 周岁，女性更年期后易患高血压。④睡眠呼吸暂停低通气综合征（SAHS）。SAHS 患者 50%以上有高血压，血压升高的程度与 SAHS 病程和严重程度有关。出现响亮的鼾声、白昼嗜睡、肥胖、颈项肥大等，需要进一步行睡眠监测。⑤血压高值[收缩压 130~139mmHg 和（或）舒张压 85~89mmHg]。⑥超重（BMI 24~27.9kg/m^2）或肥胖（BMI≥28kg/m^2），和（或）腹型肥胖：腰围，男性≥90cm，女性≥85cm。

患者对自身健康状况的重视也有助于早期发现高血压。有头晕、头痛、眼花、耳鸣、失眠、心悸、气促、胸闷、肥胖、睡眠打鼾、乏力、记忆力减退、肢体无力或麻痹、夜尿增多、泡沫尿等症状，提示高血压可能，应及时就医测量血压。

充分利用各种机会性筛查测量血压，也便于高血压的早期检出，包括：①单位组织的健康体检或各类从业人员体检；②计划性的辖区内成人高血压普查或建立健康档案；③利用特定场所，如老年活动站、单位医务室、居委会、血压测量站等测量血压，亦可利用公共场所放置的公益性血压计测量血压；④医疗机构对 35 岁以上患者实行首诊血压测量制度。

提倡家庭自测血压，也有助于高血压的早发现、早诊断。

总之，高血压的早发现、早诊断、早干预，对于减少高血压的靶器官损害及并发症具有重要的意义。在高血压早期诊断过程中，值得临床医师注意且极其重要的一点，即排除继发性高血压，在本章第六节中将对常见的继发性高血压进行简要的论述以方便读者在临床实践中加以区分鉴别。

第六节　继发性高血压

继发性高血压，是指由于某些确定的疾病或病因引起的血压升高，占所有高血压的 5%～10%。继发性高血压尽管所占比例不高，但绝对人数仍相当多，而且某些继发性高血压，如原发性醛固酮增多症、嗜铬细胞瘤、肾血管性高血压、肾素分泌瘤等，可通过手术得到根治或改善。因此，及早明确诊断能明显提高治愈率并阻止病情发展。

继发性高血压患者发生心血管病、脑卒中、蛋白尿及肾功能不全的危险性往往更高，而病因又常被忽略以致延误诊断。提高对继发性高血压的认识，及时明确病因并积极针对病因治疗，将会大大降低因高血压及并发症造成的高致死及致残率。近年来对继发性高血压的鉴别已成为高血压诊断治疗的重要方面。

对于 90%～95% 的高血压患者来说，无明确的导致血压升高的病因，均属于原发性高血压。因此，如果对每个高血压患者均彻底排查继发性高血压的病因，耗费巨大，且成本/效益值很低。但是在临床上遇到以下情况时，要进行全面详尽的筛选检查，应警惕继发性高血压的可能。

1）常规病史、体检和实验室检查提示患者有引起继发性高血压的怀疑线索。例如，腹部听到粗糙的血管杂音；血尿、蛋白尿或肾病史；夜间睡眠时打鼾并出现呼吸暂停；血压升高伴肢体无力或麻痹，常呈周期性发作，或伴自发性低血压；阵发性高血压，发作时伴头痛、心悸、皮肤苍白及多汗等；下肢血压明显低于上肢，双侧上肢血压相差 20mmHg 以上，股动脉等搏动减弱或不能触及等。

2）高血压发病年龄＜30 岁。

3）高血压起病突然，或高血压患者原来控制良好的血压突然恶化，难以找到其他原因。

4）重度或难治性高血压。

5）靶器官损害严重，与血压值不相称。

6）药物联合治疗效果差，血压不易控制。

7）恶性高血压患者。

8）长期口服避孕药者。

在病史询问中，应特别注意询问各种肾脏病、泌尿道感染和血尿史、肾脏病家族史（多囊肾），有无发作性出汗、头痛与焦虑不安（嗜铬细胞瘤），肌肉无力和抽搐发作（原发性醛固酮增多症）等。体检中注意有无皮质醇增多症的外表体征、有无扪及增大的肾（多囊肾）、腹部杂音的听诊（肾血管性高血压）、心前区或胸部杂音的听诊（主动脉缩窄或主动脉病），以及股动脉搏动减弱、延迟或胸部杂音，下肢动脉血压降低（主动脉缩窄或主动脉病），神经纤维瘤性皮肤斑（嗜铬细胞瘤）等。

一、继发性高血压的常见病因

在诊断原发性高血压时，需排除继发性高血压。引起继发性高血压的常见病因见表 2-7。

表 2-7　继发性高血压的常见疾病和病因

1. 肾脏疾病 　肾小球肾炎 　慢性肾盂肾炎 　先天性肾脏病变（多囊肾） 　继发性肾脏病变（结缔组织病、糖尿病肾病、肾淀粉样变等） 　肾动脉狭窄 　肾肿瘤 2. 内分泌疾病 　库欣综合征（皮质醇增多症） 　嗜铬细胞瘤 　原发性醛固酮增多症 　肾上腺性变态综合征 　甲状腺功能亢进症 　甲状腺功能减退症 　甲状旁腺功能亢进症	腺垂体功能亢进症 　绝经期综合征 3. 心血管病变 　主动脉瓣关闭不全 　完全性房室传导阻滞 　主动脉缩窄 　多发性大动脉炎 4. 颅脑病变 　脑肿瘤 　脑外伤 　脑干感染 5. 其他 　睡眠呼吸暂停低通气综合征（SAHS） 　妊娠高血压综合征 　红细胞增多症 　药物（糖皮质激素、拟交感神经药物、甘草）

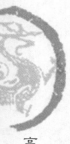

高血压的中西医结合防治

二、肾性高血压

(一) 肾实质性高血压

肾实质性高血压是最常见的继发性高血压之一。病因为原发或继发性肾脏实质病变，其血压升高常为难治性，是青少年患高血压急症的主要病因。常见的肾脏实质性疾病包括急、慢性肾小球肾炎；多囊肾；慢性肾小管-间质病变（慢性肾盂肾炎、梗阻性肾病）；代谢性疾病肾损害（痛风性肾病、糖尿病肾病）；系统性或结缔组织疾病肾损害（狼疮性肾炎、硬皮病）；也少见于遗传性肾脏疾病（利德尔综合征）、肾肿瘤（肾素瘤）等。以慢性肾小球性肾炎最为常见，其他包括结构性肾病和梗阻性肾病等。

肾实质性高血压的发生主要是由于肾单位大量丢失，导致水钠潴留和细胞外容量增加，以及肾脏 RAAS 激活与排钠减少。高血压又进一步升高肾小球内囊压力，形成恶性循环，加重肾脏病变。

临床上有时难以将肾实质性高血压与原发性高血压伴肾脏损害完全区别开来。前者肾脏病变的发生常先于高血压或与其同时出现；血压水平较高且较难控制，易进展为恶性高血压；蛋白尿/血尿发生早、程度重、肾脏功能受损明显。原发性高血压肾功能减退首先从肾小管浓缩功能开始，肾小球滤过功能仍可长期保持正常或增强，直到最后阶段才有肾小球滤过率降低，血肌酐上升；肾实质性高血压往往在发现血压升高时已有蛋白尿、血尿和贫血、肾小球滤过功能减退、肌酐清除率下降。如果条件允许，肾穿刺组织学检查有助于确立诊断。

应对所有高血压患者初诊时进行尿常规检查以筛查除外肾实质性高血压。体检时双侧上腹部如触及块状物，应疑为多囊肾，并做腹部 B 超检查，可以提供有关肾脏大小和形态、皮质厚度，有无泌尿道梗阻和肾脏肿块的所有必要的解剖学资料。功能方面的筛选试验包括尿蛋白、红细胞、白细胞和血肌酐浓度，应当对所有高血压患者进行这些检查。如多次复查结果正常，可以排除肾实质疾病，如有异常，应进一步做详细检查。肾实质性高血压的诊断依赖于：①肾脏实质性疾病病史，蛋白尿、血尿及肾功能异常多发生在高血压之前或同时出现。②体格检查往往有贫血貌、肾区肿块等。③常用的实验室检查：血常规，尿常规，血电解质（钠、钾、氯）、肌酐、尿酸、血糖、血脂的测定，

24h 尿蛋白定量或尿白蛋白/肌酐值（ACR），12h 尿沉渣检查，如发现蛋白尿、血尿及尿白细胞增加，则需进一步行中段尿细菌培养、尿蛋白电泳、尿相差显微镜检查，明确尿蛋白、红细胞来源及排除感染。④肾脏 B 超：了解肾脏大小、形态及有无肿瘤；如发现肾脏体积及形态异常，或发现肿物，则需进一步做肾脏 CT/MRI 以确诊并查病因。⑤眼底检查。⑥必要时应在有条件的医院行肾脏穿刺及病理学检查，这是诊断肾实质性疾病的"金标准"。

（二）肾血管性高血压

肾血管性高血压是继发性高血压的第二位原因，肾血管性高血压是单侧或双侧肾动脉主干或分支狭窄引起的高血压。常见病因有多发性大动脉炎、肾动脉纤维肌性发育不良和动脉粥样硬化，在我国，大动脉炎是年轻人肾动脉狭窄的重要原因之一，老年人肾动脉狭窄多由动脉粥样硬化所致。目前，动脉粥样硬化是引起我国肾动脉狭窄的最常见病因，据估计约为 70%；其次是大动脉炎（约 25%）及纤维肌性发育不良（约 5%）。鉴于我国成人高血压发病率约达 18%，推测肾动脉狭窄的患病总数相当大。因此，安全准确地鉴别出肾动脉狭窄患者，并予以恰当的治疗具有十分重要的意义。

肾血管性高血压的发生根本特征是肾动脉主干或分支狭窄，导致患肾缺血，RAAS 活性明显增高，早期解除狭窄，可使血压恢复正常；长期或高血压基础上的肾动脉狭窄，解除狭窄后血压一般也不能完全恢复正常，持久严重的肾动脉狭窄会导致患侧甚至整体肾功能的损害。

由于肾动脉狭窄的临床表现多无特异性，常依赖实验室检查做出诊断。虽可供选择的检查很多，但为了优化诊断流程，减少费用，仍需结合临床线索做进一步诊断性检查。如临床有下列情况需进一步检查：①恶性顽固性高血压；②原来控制良好的高血压失去控制；③高血压合并腹部血管杂音；④高血压合并血管闭塞证据；⑤冠心病、颈部血管杂音、周围血管病变；⑥无法用其他原因解释的血肌酐升高；⑦ACEI 或血管紧张素 II 受体阻滞剂（ARB）降压幅度非常大或诱发急性肾功能不全；⑧与左心功能不匹配的发作性肺水肿；⑨高血压并且两肾大小不对称。

如果线索越多，则肾动脉狭窄的可能性越大，但单凭临床线索做出正确诊断的可能性不到一半。目前许多无创诊断方法，主要包括两方面：肾动脉狭窄的解剖诊断（多普勒超声、磁共振血管造影、计算机断层血管造影）和功能诊断（卡托普利肾图、分肾肾小球滤过率、分肾静脉肾素活性)。经动脉血管造影目前仍是诊断肾动脉狭窄的"金标准",用于确定诊断及提供解剖细节。

三、内分泌性高血压

内分泌组织增生或肿瘤所致的多种内分泌疾病,由于其相应激素如醛固酮、儿茶酚胺、皮质醇等的分泌增多,导致机体血流动力学改变而使血压升高。这种内分泌激素增多而致的高血压称为内分泌性高血压,也是较常见的继发性高血压,如能切除肿瘤,去除病因,高血压可被治愈或缓解。

(一)嗜铬细胞瘤

嗜铬细胞瘤是一种起源于肾上腺髓质、交感神经节或其他部位的嗜铬组织的肿瘤,嗜铬细胞瘤90%以上为良性肿瘤,80%～90%嗜铬细胞瘤发生于肾上腺髓质嗜铬质细胞,其中90%左右为单侧单个病变。起源于肾上腺以外的嗜铬细胞瘤约占10%,恶性嗜铬细胞瘤占5%～10%,可造成淋巴结、肝、骨、肺等转移。

嗜铬细胞瘤患者约70%有高血压,嗜铬细胞瘤间断或持续释放的儿茶酚胺作用于肾上腺素能受体后,可以引起持续性或阵发性高血压,伴典型的嗜铬细胞瘤三联征,即阵发性头痛、多汗、心悸,同时可造成严重的心、脑、肾血管损害;肿瘤释放的大量儿茶酚胺入血可导致剧烈的临床症候,如高血压危象、低血压休克及严重心律失常等,称为嗜铬细胞瘤危象。

如果能早期、正确诊断并行手术切除嗜铬细胞瘤,它又是临床可治愈的一种继发性高血压。高血压患者出现如下临床表现,应进行嗜铬细胞瘤的临床评估及确诊检查:①高血压为阵发性、持续性或持续性高血压伴阵发性加重;压迫腹部、活动、情绪变化或排大/小便可诱发高血压;一般降压治疗常无效。②高血压发作时伴头痛、心悸、多汗三联征表现。③高血压患者同时有直立性低血压。④高血压患者伴糖、脂代谢异常和腹部肿物。⑤高血压伴有心血管、消化、泌尿、呼吸、神经系统等相关体征,但不能用该系统疾病解释。

嗜铬细胞瘤的功能诊断主要依赖于生化检测体液中的儿茶酚胺含量,其中包括肾上腺素、去甲肾上腺素和多巴胺及其代谢产物,间甲肾上腺素类物质(MNs)是儿茶酚

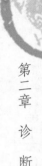

胺的代谢产物，具有半衰期较长、不易产生波动、受药物影响小的优点，被认为其诊断价值优于儿茶酚胺的测定。敏感性最高（97%～98%）的试验是血浆游离甲氧基肾上腺素的测定加上尿甲氧基肾上腺素的测定。做出功能诊断后，还需要进行定位诊断。95%的嗜铬细胞瘤位于肾上腺附近，肿瘤体积往往较大，因此有时可通过超声检查发现。CT 和 MRI 是最敏感的检查手段（98%～100%），但后者的特异性较低（50%）。CT、MRI 可以发现肾上腺或腹主动脉旁交感神经节的肿瘤，对肾上腺外嗜铬细胞瘤诊断的敏感性较低，而间碘苄胍（MIBG）扫描弥补了 CT、MRI 的缺点，尤其是对肾上腺外、复发或转移肿瘤的定位具有一定的优势，对于嗜铬细胞瘤的定位诊断具有重要的价值。

（二）皮质醇增多症

皮质醇增多症（hypercortisolism），又称库欣综合征，其主要病因分为促肾上腺皮质激素（ACTH）依赖性和非依赖性两大类；前者包括垂体 ACTH 瘤或 ACTH 细胞增生（即库欣病）、分泌 ACTH 的垂体外肿瘤（即异位 ACTH 综合征）；后者包括自主分泌皮质醇的肾上腺腺瘤、腺癌或大结节样增生。

皮质醇增多症主要是 ACTH 分泌过多导致肾上腺皮质增生或者肾上腺皮质腺瘤，引起糖皮质激素过多所致。高血压在本病十分常见，约占 80%。患者的典型体型常提示本病，如向心性肥胖、满月脸、水牛背、皮肤紫纹、毛发增多等表现。

建议伴有下述临床症状与体征的肥胖高血压患者进行库欣综合征临床评估及确诊检查：①向心性肥胖、水牛背、锁骨上脂肪垫；满月脸、多血质；皮肤菲薄、瘀斑、宽大紫纹、肌肉萎缩。②高血压、低血钾、碱中毒。③糖耐量减退或糖尿病。④骨质疏松，或有病理性骨折、泌尿系结石。⑤性功能减退、男性阳痿，女性月经紊乱、多毛、不孕等。⑥儿童生长发育迟缓。⑦神经、精神症状。⑧易感染、机体抵抗力下降。

可靠指标是测定 24h 尿氢化可的松水平，＞110nmol/L（40ng）高度提示本病。可通过 2 天小剂量地塞米松抑制试验（每 6 小时给予 0.5mg，共 8 次）或夜间（23:00 给予 1mg）地塞米松抑制试验确诊。两天试验中第 2 天尿氢化可的松排泄＞27nmol/L 或夜间地塞米松抑制试验中次日 8:00 血浆氢化可的松水平＞140nmol/L 提示本病，而结果正常可排除本病。颅内蝶鞍 CT 检查、肾上腺 CT 和放射性核素肾上腺扫描可确定病变部位。

（三）原发性醛固酮增多症

原发性醛固酮增多症，是由于肾上腺自主分泌过多醛固酮，而导致水钠潴留、高血压、低血钾和血浆肾素活性受抑制的临床综合征，常见原因是肾上腺腺瘤、单侧或双侧肾上腺增生，少见原因为腺癌和糖皮质激素可调节性醛固酮增多症（GRA），其中30%为肾上腺腺瘤（多见于女性），70%为肾上腺皮质增生。

临床上以长期高血压伴低血钾为特征，亦有部分患者血钾正常，临床上常因此忽视了对本症的进一步检查。以往将低血钾作为诊断的必备条件，近年的报告显示原发性醛固酮增多症在难治性高血压中占比接近20%，仅部分患者有低血钾。由于电解质代谢障碍，本症可有肌无力、周期性瘫痪、烦渴、多尿等症状。血压大多为轻中度升高，约1/3表现为顽固性高血压。

建议对出现以下临床情况的高血压患者，进行原发性醛固酮增多症的筛查：①早发高血压或血压水平较高，特别是血压＞180/110mmHg的患者；②服用3种以上降压药物而血压不能达标的难治性高血压患者；③伴有持续性或利尿剂引起的低血钾（血钾＜3.5mmol/L）或肾上腺腺瘤的高血压患者；④有40岁以前发生过脑血管意外家族史的高血压患者和原发性醛固酮增多症一级亲属中的高血压患者。

血钾水平的检测，是原发性醛固酮增多症的重要筛查试验，但只有少数患者在本病的早期有低血钾。有条件的医院可做血浆醛固酮与肾素活性测定并计算比值（ARR）进行初步筛查，阳性者进一步进行确诊试验；确诊试验包括口服盐负荷试验、盐水输注试验、卡托普利试验等，试验前应停用对测定有影响的药物；低血钾、心功能不全和严重高血压的患者禁做高钠负荷试验，如上述1～2个试验证实醛固酮不被抑制则可确诊。可进一步行肾上腺CT薄层（2～3mm）扫描来进行原发性醛固酮增多症亚型的分类及定位，鉴别腺瘤与增生，除外肾上腺皮质癌；MRI对原醛症亚型的诊断并不强于CT，分辨率较差，不推荐使用。确诊后如选择手术治疗，患者也希望手术时，需进一步行选择性肾上腺静脉取血标本（AVS）来测定醛固酮水平，以鉴别是单侧肾上腺腺瘤或双侧肾上腺增生病变，但AVS难度较大，价格较贵，为侵入性检查，故应强调适应证并主张在有经验和条件的医院进行，并避免肾上腺出血等并发症的发生。如确诊原发性醛固酮增多症患者年龄＜20岁，且有原发性醛固酮增多症或年轻人脑卒中家族史，则应做基因检测以确诊或排除GRA。

四、主动脉缩窄

主动脉缩窄多见于青少年，包括先天性主动脉缩窄和获得性主动脉缩窄。先天性主动脉缩窄表现为主动脉的局限性狭窄或闭锁，发病部位常在主动脉峡部原动脉导管开口附近，个别可发生于主动脉的其他位置；获得性主动脉狭窄主要包括大动脉炎、动脉粥样硬化及主动脉夹层剥离等所致的主动脉狭窄。主动脉狭窄只有位于主动脉弓、降主动脉和腹主动脉上段才会引发临床上的显性高血压，升主动脉狭窄引发的高血压临床上常规的血压测量难以发现。

先天性主动脉缩窄或多发性大动脉炎引起的降主动脉和腹主动脉狭窄，都可引起上肢血压增高。本病的特点是上肢血压高而下肢血压不高或降低，双下肢血压明显低于上肢（踝臂指数＜0.9），形成反常的上下肢血压差别（正常平卧位用常规血压计测定的下肢收缩压读数较上肢高 20～40mmHg）。下肢动脉搏动减弱或消失，有冷感和乏力感。在胸背和腰部可听到收缩期血管杂音，在肩胛区、胸骨旁、腋部和中上腹，可能有侧支循环动脉的搏动、震颤和杂音。

多发性大动脉炎在引起降主动脉或腹主动脉狭窄的同时，还可以引起主动脉弓在头臂动脉分支间的狭窄或一侧上肢动脉的狭窄，这时一侧上肢血压增高，而另一侧血压降低或测不出，应予注意。

多普勒超声、磁共振血管造影、计算机断层血管造影可明确狭窄的部位和程度。一般认为如果病变的直径狭窄≥50%，且病变远近端收缩压差≥20mmHg，则有血流动力学的功能意义。

五、睡眠呼吸暂停低通气综合征

睡眠呼吸暂停低通气综合征（SAHS），是指由于睡眠期间咽部肌肉塌陷堵塞气道，反复出现呼吸暂停或口鼻气流量明显降低，临床上主要表现为睡眠打鼾，频繁发生呼吸暂停的现象，可分为阻塞性、中枢性和混合性三型，以阻塞性睡眠呼吸暂停低通气综合征（OSAHS）最为常见，占 SAHS 的 80%～90%，是顽固性高血压的重要原因之

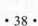

一；至少30%的高血压患者合并OSAHS，而OSAHS患者中高血压发病率高达50%～80%，远远高于普通人群的11%～12%。

主要临床表现：睡眠打鼾，频繁发生呼吸暂停，往往是鼾声—气流停止—喘气—鼾声交替出现，严重者可以憋醒。白天嗜睡、头晕、乏力，严重者可随时入睡，以致发生交通事故。性格变化、烦躁、激动、焦虑，部分患者精神行为异常，注意力不集中，记忆力和判断力下降、痴呆等。

对肥胖者，特别是伴有难治性高血压者应疑及本病的存在；对动态血压监测显示为"非杓型"者，一旦怀疑本病，应做进一步检查，睡眠呼吸监测是诊断的主要工具。本病可通过兴奋交感神经、氧化应激、炎症和内皮功能障碍等机制对心血管功能和结构产生有害影响，引起血压增高的机制可能是心血管反射性调节机制的损伤和血管内皮功能障碍。

多导睡眠监测是诊断OSAHS的"金标准"。呼吸暂停低通气指数（AHI）是指平均每小时呼吸暂停低通气次数，依据AHI和夜间SaO_2值，分为轻、中、重度。轻度：AHI 5～20，最低$SaO_2 \geq 86\%$；中度：AHI 21～60，最低SaO_2 80%～85%；重度：AHI>60，最低$SaO_2 < 79\%$。

六、药物诱发的高血压

药物性高血压，是常规剂量的药物本身或该药物与其他药物之间发生相互作用而引起的血压升高，当血压>140/90mmHg时即考虑药物性高血压。

升高血压的药物：甘草、口服避孕药、类固醇、非甾体抗炎药、可卡因、安非他命、促红细胞生成素和环孢素等。

七、继发性高血压的评估

为了便于临床应用，对继发性高血压的评估指南进行简明表述，见表2-8。

表2-8 继发性高血压的评估指南

疑似诊断	临床线索	诊断性检测
肾实质性高血压	估测的GFR<60ml/(min·1.73m²)，尿蛋白/肌酐值≥30mg/g	肾脏超声影像检查

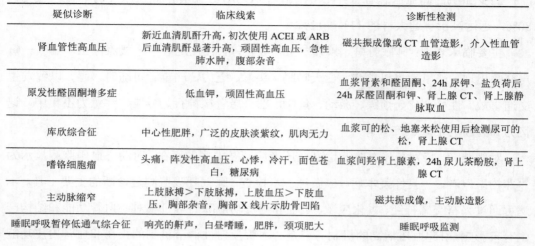

疑似诊断	临床线索	诊断性检测
肾血管性高血压	新近血清肌酐升高，初次使用 ACEI 或 ARB 后血清肌酐显著升高，顽固性高血压，急性肺水肿，腹部杂音	磁共振成像或 CT 血管造影，介入性血管造影
原发性醛固酮增多症	低血钾，顽固性高血压	血浆肾素和醛固酮、24h 尿钾、盐负荷后 24h 尿醛固酮和钾、肾上腺 CT、肾上腺静脉取血
库欣综合征	中心性肥胖，广泛的皮肤淡紫纹，肌肉无力	血浆可的松、地塞米松使用后检测尿可的松，肾上腺 CT
嗜铬细胞瘤	头痛，阵发性高血压，心悸，冷汗，面色苍白，糖尿病	血浆间羟肾上腺素，24h 尿儿茶酚胺，肾上腺 CT
主动脉缩窄	上肢脉搏＞下肢脉搏，上肢血压＞下肢血压，胸部杂音，胸部 X 线片示肋骨凹陷	磁共振成像，主动脉造影
睡眠呼吸暂停低通气综合征	响亮的鼾声，白昼嗜睡，肥胖，颈项肥大	睡眠呼吸监测

------------------------------------ 参 考 文 献 ------------------------------------

[1] 国家基本公共卫生服务项目基层高血压管理办公室. 国家基层高血压防治管理指南[J]. 中国循环杂志，2017，32（11）：1041-1048.

[2] 戴伦. 重视阻塞性睡眠呼吸暂停低通气综合征相关性高血压在基层高血压防治工作中的地位[J]. 中华高血压杂志，2016，24（11）：1025-1029.

[3] 王文，陈伟伟. 适合我国国情的高血压基层管理指南[J]. 中华高血压杂志，2015，23（1）：24-43.

[4] 国家卫生计生委合理用药专家委员会. 高血压合理用药指南（第 2 版）[J]. 中国医学前沿杂志（电子版），2017，9（7）：28-126.

[5] James P A，Oparil S，Carter B L，et al. 2014 evidence-based guideline for management of high blood pressure in adults：report from the panel members appointed to the Eighth Joint National Committee（JNC8）[J]. JAMA，2014，311（5）：507-520.

高
血
压
的
中
西
医
结
合
防
治

第三章 治疗篇

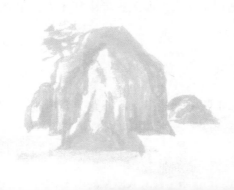

持续的血压升高主要损害心、脑、肾、全身血管等靶器官，一旦出现靶器官损害要想逆转非常困难，最终可发生脑卒中、心肌梗死、心力衰竭、肾衰竭、主动脉夹层等并发症。降压治疗的目的是使高血压患者的血压达到目标水平，从而降低脑卒中、急性心肌梗死和肾脏疾病等并发症和死亡的危险。

原发性高血压目前尚无明确的根治方法，但临床证据表明收缩压下降 10～20mmHg 或舒张压下降 5～6mmHg，3～5 年内脑卒中、冠心病与心脑血管病死亡事件分别减少 38%、16%与 20%，心力衰竭减少 50%以上，且高危患者获益更明显。而我国又是脑卒中事件的高发区，治疗高血压的目的不仅仅在于血压的控制，更重要的是对靶器官损伤的预防作用，降低高血压患者的血压水平是预防脑卒中的关键。

因此，做到早发现、早干预、早治疗是控制血压及预防靶器官损伤的关键。血压达标，能最大限度地减少、延缓并发症的发生，提高生活质量，延长寿命。目前要获得降压带来的益处，大多数患者仍需要长期坚持规范服用降压药物。

高血压的治疗，首先要全面评估患者高血压分级，存在的危险因素，靶器官损害情况，以及是否合并其他临床疾患，确定高血压心血管危险分层，然后制定合理的方案给予治疗。高血压的治疗主要包括非药物治疗（改善生活方式）和药物治疗。改善生活方式是高血压治疗的基石，药物治疗是血压达标的关键，两者相辅相成，缺一不可。

第一节　非药物治疗

所有高血压患者初步诊断后，均应立即采取以改善生活方式为主的非药物治疗。改善生活方式是治疗高血压的基石，应长期坚持。健康的生活方式包括合理饮食、控制体重、戒烟限酒、适当运动、心理平衡。

改善生活方式适用于所有高血压患者，具体措施如下。

一、合理饮食

合理饮食重点在于限制钠盐摄入，补充必要钾盐，限制总热量。

（一）限制钠盐摄入

高血压饮食疗法最主要的关键点是减盐,中国营养学会推荐健康成人每日钠盐摄入量不宜超过 6g, 高血压患者不超过 3g。限制钠盐的摄入是预防和治疗高血压的花费成本最小的有效措施。研究证明盐摄入量与血压升高成正比,膳食限盐（食盐<6g/d）,收缩压可下降 2～8mmHg, 脑卒中、冠心病的发病率也随之下降。

膳食中约 80%钠盐来自烹调用盐和各种腌制品,因此应减少烹调用盐,建议在烹调时尽可能用量具称量加用的食盐量,如特制的盐勺,或烹饪时使用替代用品,如代用盐、食醋等。

（二）补充钾盐

每日吃新鲜蔬菜和水果,新鲜蔬菜每日 400～500g, 水果 100g。饮食中钠/钾值与血压水平成正比,适当增加钾的摄入量而不增加钠摄入量（从而降低钠/钾值）也可取得降压效果,但伴有肾脏疾病的高血压患者不适宜进高钾饮食,因其肾脏排钾能力下降,很可能导致高钾血症。钾摄入过多同样不利于心脏健康,反而可能引起心脏传导阻滞、心跳减慢。

（三）减少脂肪摄入

限制总热量,尤其要控制油脂类型食物及其摄入量,减少食用油摄入,少吃或不吃肥肉和动物内脏,减少动物食品和动物油摄入,减少反式脂肪酸摄入。总脂肪占总热量的比率少于 30%, 饱和脂肪少于 10%, 每日食油少于 25g。

二、控制体重

控制体重的目标是 BMI<24kg/m^2, 腰围男性<90cm, 女性<85cm。减轻体重有益于高血压的治疗,每减少 10kg 体重,收缩压可降低 5～20mmHg, 可明显降低患者的心血管病风险。体重降低对改善胰岛素抵抗、糖尿病、血脂异常和左心室肥厚均有益。

减重减肥的根本原则是建立能量负平衡,为保证身体健康,饮食、营养要均衡,采用低能量平衡膳食，减少总热量摄入，减少油脂性食物摄入，增加新鲜蔬菜和水果的摄入，在保证一天必需热量的基础上，加上适当的有氧运动来使体内的脂肪燃烧分解而达到减肥目的。肥胖者若非药物治疗效果不理想，可考虑辅助用减肥药物。

三、戒烟限酒

1. 戒烟

坚决放弃吸烟，提倡科学戒烟，避免被动吸烟。采取突然戒烟法，一次性完全戒烟，对烟瘾大者逐步减少吸烟量，戒断症状明显者可用尼古丁贴片或安非他酮，避免吸二手烟，告诫患者克服依赖吸烟的心理，以及惧怕戒烟不被理解的心理，家人及周围同事应给予理解、关心和支持，采用放松、运动锻炼等方法改变生活方式，辅助防止复吸。

2. 限酒

长期过量饮酒是高血压、心血管病发生的危险因素，饮酒还可对抗药物的降压作用，使血压不易控制。戒酒后，除血压下降外，药物对患者的治疗效果也多为改善。高血压患者的目标是不饮酒，或尽可能少饮酒。

四、适当运动

运动的对象为没有严重心血管病的高血压患者，应注意量力而行，循序渐进。安静时血压未能很好控制或＞180/110mmHg 的患者暂时禁止运动。

运动有利于减轻体重和改善胰岛素抵抗，提高心血管调节适应能力，稳定血压水平。运动中的收缩压随运动强度增加而升高，进行中等强度的运动时收缩压可比安静状态升高 30～50mmHg，舒张压有轻微变化或基本维持稳定。运动可降低安静时的血压，一次 10min 以上中低强度运动的降压效果可以维持 10～22h，长期坚持规律运动，可以增强运动带来的降压效果。

有氧运动是高血压患者最基本的健身方式，常见的运动形式有快走、慢跑、游泳、骑自行车、秧歌舞、广播体操、有氧健身操、登山、登楼梯等。建议每周至少进行 3～5 次、每次 30min 以上中等强度的有氧运动，最好坚持每天都运动。

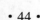

综合功能练习可以改善人体平衡、灵敏、协调和步态等动作技能，可以改善身体功能。综合功能练习包括太极、瑜伽、太极柔力球、乒乓球、羽毛球等。

适当增加生活中的体力活动有助于血压控制和促进健康。高血压患者可以适当做一些家务、步行购物等活动，使每天的活动步行总数达到或接近 10 000 步。

中、低强度的运动较高强度运动在降低血压上更有效、更安全。可选用以下方法评价中等强度：①主观感觉，运动中心跳加快、微微出汗、自我感觉有点累。②客观表现，运动中呼吸频率加快、微微喘，可以与人交谈，但是不能唱歌。③步行速度：每分钟 120 步左右。④运动中的心率 = 170 次–年龄。⑤在休息后约 10min 内，锻炼所引起的呼吸频率增加应明显缓解，心率恢复至正常或接近正常，否则应考虑运动强度过大。

高血压患者清晨血压常处于比较高的水平，清晨也是心血管事件的高发时段，因此最好选择下午或者傍晚进行锻炼。

五、心理平衡

保持乐观性格，减轻心理负担，纠正不良情绪，缓解心理压力，或进行心理咨询、音乐疗法自律训练或气功等以保持心态平衡；此外，拥有充足的睡眠均有助于控制血压。

除以上非药物治疗外，药物治疗是有效控制血压的重要措施。

第二节　降压药物治疗对象和启动的时机

（一）降压药物治疗对象

①高血压 2 级或以上患者；②高血压合并糖尿病，或者已经有心、脑、肾靶器官损害或并发症患者；③凡血压持续升高，改善生活方式后血压仍未获得有效控制者。

（二）降压药物启动的时机

对于初诊的高血压患者，均应立即开始改善生活方式，并根据心血管危险分层来决定何时开始服降压药。

低危组患者：改善生活方式并监测血压及其他危险因素 3 个月，或给予中医药整体辨证调理。随访 3 个月无效者，启动西医降压药物治疗。

中危组患者：改善生活方式并监测血压及其他危险因素 1 个月，若血压仍≥140/90 mmHg 则启动降压药物治疗。

高危组患者：改善生活方式同时必须立即开始降压药物治疗，并治疗其他危险因素和伴随临床疾患。

第三节　血压控制目标

高血压治疗的基本目标是血压达标，高血压患者治疗的获益主要来自于降低血压水平本身，以期最大限度地降低心脑血管病发病及死亡总危险。我国是脑卒中高发区，治疗高血压的主要目标是预防脑卒中。对血压达标的要求不仅仅是诊室血压达标，还需做到平稳达标、尽早达标和长期达标（指长期随访中大多数时间血压达标）。

一、目标血压

高血压患者降压治疗的血压目标见表 3-1。

表 3-1　高血压患者降压治疗的血压目标

人群	降压目标
一般高血压患者	<140/90mmHg（部分稳定在 130/80mmHg 左右）
老年（65～79 岁）患者	<150/90mmHg，可耐受者则降至<140/90mmHg
80 岁以上者	<150/90mmHg（SBP：140～150mmHg）
一般糖尿病患者	<130/80mmHg，老年和伴有冠心病者则<140/90mmHg
慢性肾病患者	<140/90mmHg，伴有蛋白尿者则<130/80mmHg
冠心病患者	<140/90mmHg
脑血管病患者	<140/90mmHg
妊娠高血压综合征患者	<150/100mmHg
心力衰竭患者	一般<140/90mmHg，射血分数保留者则<130/90mmHg

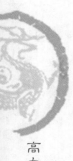

二、血压达标的时间

在患者能耐受的情况下，推荐尽早血压达标，但并非越快越好。大多数高血压患者，应根据病情在数周至数月内将血压逐渐降至目标水平。年轻、病程较短的高血压患者，可较快达标，并坚持长期达标。在强调血压达标的同时，要避免血压下降速度太快及降得过低，以免引起心、脑、肾等重要脏器灌注不足而导致缺血事件。治疗 2～4 周评估血压是否达标，如达标，则维持治疗；如未达标，及时调整用药方案。对 1～2 级高血压，一般治疗 4～12 周达标；若患者治疗耐受性差，或是高龄老年人、病程较长或已有靶器官损害或并发症，尤其是合并冠状动脉或双侧颈动脉严重狭窄的患者，降压速度宜适度放缓。长效降压药要发挥稳定的降压作用一般需要 1～2 周。有的患者要求快速控制血压，用药仅几天，就开始抱怨药物疗效不理想，要求医生加药或频繁换药，这是不明智的。

第四节　降压药物治疗原则

使用降压药物应遵循以下 4 项原则，即小剂量开始、优先选择长效制剂、联合用药及个体化。

一、小剂量开始

初始治疗时通常应采用较小的有效治疗剂量，根据需要逐步增加剂量，大多数患者需要长期应用降压药。小剂量开始有助于采用较小的有效剂量以获得疗效和使不良反应最小。如效果欠佳，可逐步增加剂量。达到血压目标水平后尽可能用相对小而有效的维持量以减少副作用。对 2 级以上的高血压患者，起始可以用常规剂量。

二、优先选择长效制剂

为了有效地防止靶器官损害，要求每天 24h 血压稳定于目标范围内，尽可能使用每天给药 1 次而有持续 24h 降压作用的长效药物，从而有效控制夜间血压与晨峰血压，更有效地预防猝死、脑卒中和心肌梗死等心血管事件。如使用中、短效制剂，则需每天给药 2～3 次，易发生漏服或错服，导致血压波动大，不利于达到平稳控制血压的目的。

三、联合用药

只有 30%～40%的高血压患者服用一种降压药就能降压达标，约有 70%的患者需要联合应用两种或两种以上作用机制不同的降压药才能降压达标。降压药物小剂量联合，具有降压机制互补，降压疗效叠加，互相抵消或减轻不良反应的特点。在低剂量单药治疗效果不满意时，可以采用两种或两种以上不同作用机制的降压药物联合治疗。实际治疗过程中 2 级以上高血压或高危患者为达到目标血压常需联合治疗。对血压≥150/95mmHg 或高于目标血压 20/10mmHg 或高危及以上患者，起始即可采用小剂量两种药物联合治疗或用固定复方制剂（SPC）。

四、个体化

根据患者具体情况、药物有效性和耐受性，兼顾患者经济条件及个人意愿，选择适合患者的降压药物。患者的体质各有差异，产生高血压的机制也不尽相同，一类药物对部分患者有效，对另外一部分患者也许并不适用。因此，不能机械地套用或照搬他人有效的药物治疗方案，应由医生根据患者的具体情况（如年龄、血压升高的类型与幅度、有无并发症或并存的疾病等）量身定制适宜的降压方案。个体化治疗，在降压治疗的同时，应综合干预患者所有并存的危险因素和临床疾患，兼顾对糖代谢、脂代谢、尿酸代谢等多重危险因素的控制。

第五节　常用降压药物的种类、适应证、不良反应和禁忌证

当前常用于降压的药物主要有以下 5 类：利尿剂、β 受体阻滞剂、钙通道阻滞剂（CCB）、血管紧张素转换酶抑制剂（ACEI）、血管紧张素 II 受体阻滞剂（ARB），以上

5 类降压药及固定低剂量复方制剂均可作为高血压初始或维持治疗的选择药物。如有必要，还可以选择 α 受体阻滞剂和其他降压药。

一、利尿剂

利尿剂（diuretic）适用于大多数无禁忌证的高血压患者的初始和维持治疗，尤其适用于老年高血压、单纯收缩期高血压、难治性高血压、心力衰竭合并高血压、盐敏感性高血压、伴肥胖的高血压等的治疗。利尿剂降压作用明确，小剂量噻嗪类利尿剂适用于 1～2 级高血压或脑卒中二级预防，也是难治性高血压的基础药物之一。常用药物如下。

（1）噻嗪类利尿剂　①氢氯噻嗪，每次 12.5mg，每日 1～2 次；②氯噻酮，每次 25～100mg，每日 1 次；③吲达帕胺，每次 1.25～2.5mg，每日 1 次。

（2）袢利尿剂　①呋塞米，每次 20～40mg，每日 1～2 次；②托拉塞米，每次 5～10mg，每日 1 次。

（3）保钾利尿剂　①螺内酯，为醛固酮受体拮抗剂，每次 20mg，每日 1～2 次；②氨苯蝶啶，每次 50mg，每日 1～2 次；③阿米洛利，每次 5～10mg，每日 1 次。

利尿剂较少单独使用，常作为联合治疗的基本药物使用，可与 ACEI 或 ARB、CCB 合用。噻嗪类利尿剂使用最多，氢氯噻嗪最常用，主要不良反应是低钾血症和对血脂、血糖、尿酸代谢的影响，尤其在应用大剂量利尿剂时容易发生，推荐小剂量应用，小剂量噻嗪类利尿剂基本不影响糖脂代谢，要注意定期检查血钾、血糖及尿酸，痛风患者禁用。袢利尿剂主要用于合并肾功能不全的高血压患者。保钾利尿剂易引起高血钾，肾功能不全和高钾血症者禁用。

二、β 受体阻滞剂

β 受体阻滞剂（β-receptor blocker）可用于轻、中度高血压，降压作用明确。尤其适用于心率较快（心率 80 次/分及以上）的中青年患者，合并心绞痛、心肌梗死、慢性心力衰竭、快速性心律失常、主动脉夹层及交感神经活性增高的高血压患者，对心血管高危患者的猝死有预防作用，可与二氢吡啶类钙通道阻滞剂合用。常用药物如下。

（1）选择性 β₁ 受体阻滞剂　①美托洛尔，每次 25～50mg，每日 2 次；②比索洛尔，每次 5～10mg，每日 1 次。

（2）兼有 α₁ 受体阻滞作用的 β 受体阻滞剂　①阿罗洛尔，每次 10mg，每日 2 次；②卡维地洛，每次 12.5～25mg，每日 1～2 次；③拉贝洛尔，每次 100mg，每日 2～3 次。

β 受体阻滞剂不良反应主要有支气管痉挛、心动过缓、乏力、四肢发冷等。禁用于合并支气管哮喘、二度及以上房室传导阻滞、病态窦房结综合征、急性心力衰竭患者。慎用于老年人、肥胖者，以及糖代谢异常、卒中、周围动脉疾病、严重慢性阻塞性肺疾病患者或运动员。大剂量长期使用要注意对糖脂代谢的影响，β 受体阻滞剂能增加胰岛素抵抗，可能掩盖和延长低血糖反应，糖尿病患者应用时应加以注意，高选择性 β 受体阻滞剂对糖脂代谢影响不大。较大剂量 β 受体阻滞剂治疗时突然停药可导致撤药综合征，引起反跳性心率增快，诱发冠心病心绞痛，因此，切忌突然停药。

三、钙通道阻滞剂

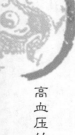

钙通道阻滞剂（calcium channel blocker，CCB）可用于轻、中、重度高血压的治疗。CCB 可以分为二氢吡啶类和非二氢吡啶类两大类。二氢吡啶类 CCB 无绝对禁忌证，降压作用强，我国抗高血压临床试验的证据较多，均证实其可显著减少脑卒中事件，尤其适用于容量性高血压（如老年高血压、单纯收缩期高血压及低肾素活性或低交感活性的高血压、高盐摄入及盐敏感性高血压）、合并动脉粥样硬化的高血压（如高血压合并稳定性心绞痛、颈动脉粥样硬化、冠状动脉粥样硬化及高血压合并周围动脉疾病）；非二氢吡啶类 CCB 适用于高血压合并心绞痛、高血压合并室上性心动过速，以及合并颈动脉粥样硬化的患者。可单药或与其他 4 类药联合应用。常用药物如下。

（1）二氢吡啶类 CCB　①硝苯地平，每次 5～10mg，每日 3 次；②硝苯地平缓释片，每次 10～20mg，每日 2 次；③硝苯地平控释片，每次 30～60mg，每日 1 次；④尼群地平，每次 10mg，每日 2 次；⑤非洛地平缓释片，每次 5～10mg，每日 1 次；⑥氨氯地平，每次 5～10mg，每日 1 次；⑦左旋氨氯地平，每次 2.5～5mg，每日 1 次；⑧拉西地平，每次 4～6mg，每日 1 次。

（2）非二氢吡啶类CCB　①维拉帕米缓释剂，每次240mg，每日1次；②地尔硫草缓释剂，每次90～180mg，每日1次。

二氢吡啶类 CCB，尤其是短效制剂，由于血管扩张反射性地兴奋交感神经，主要不良反应有心率增快、颜面潮红、头痛、下肢水肿等。硝苯地平和非二氢吡啶类 CCB 均有明显负性肌力作用，应避免用于左心室收缩功能不全的心力衰竭患者。维拉帕米和地尔硫草禁用于二度及以上房室传导阻滞、窦房结功能低下的患者。长期临床观察及动物研究均指出，CCB 长期服用会加重肾的负担，导致肾功能损伤。由于其降压作用不受高盐饮食影响，可用于高盐摄入和盐敏感性高血压患者。CCB 对血脂、糖代谢无明显影响，可用于糖尿病患者。CCB 长效制剂降压平稳持久，不良反应小，患者耐受性好，依从性高，推荐使用 CCB 长效制剂。

四、血管紧张素转换酶抑制剂

血管紧张素转换酶抑制剂（angiotensin-converting enzyme inhibitor，ACEI）可以用于轻、中、重度高血压。降压作用明确，保护靶器官证据较多，对糖脂代谢无不良影响，尤其适用于伴有左心室肥厚、心力衰竭、心肌梗死、心房颤动、蛋白尿或微量白蛋白尿、慢性肾病、代谢综合征、糖耐量减退或糖尿病肾病的高血压患者，对于合并无症状性动脉粥样硬化或周围动脉疾患或冠心病的患者也适用。此药可与小剂量噻嗪类利尿剂或二氢吡啶类 CCB 合用。

常用药物：①卡托普利，每次 12.5～50mg，每日 2～3 次；②依那普利，每次 10～20mg，每日 2 次；③贝那普利，每次 10～20mg，每日 1 次；④培哚普利，每次 4～8mg，每日 1 次；⑤赖诺普利，每次 10～20mg，每日 1 次；⑥福辛普利，每次 10～20mg，每日 1 次。

ACEI 具有改善胰岛素抵抗和蛋白尿的作用。主要不良反应是不能耐受的刺激性干咳，可能与体内缓激肽增多有关，停用后通常可消失，其发病率为 10%～20%，此外，还可引起低血压、皮疹、血管神经性水肿及味觉障碍，长期应用可能导致血钾升高。另外，血肌酐>265μmol/L（3mg/dl）时慎用，需定期监测血肌酐和血钾。禁用于妊娠高血压、双侧肾动脉狭窄、高钾血症（血钾>6.0mmol/L）者。

五、血管紧张素 II 受体阻滞剂

血管紧张素 II 受体阻滞剂（angiotensin II receptor blocker，ARB）降压作用明确，保护靶器官作用确切，对糖脂代谢无不良影响，从受体水平阻断血管紧张素 II 的收缩血管、水钠潴留及细胞增生等不良作用，使血管扩张，血压下降，同时还有保护肾功能、延缓肾病进展、逆转左心室肥厚、抗血管重构等作用。尤其对高血压合并左心室肥厚、心力衰竭、微量白蛋白尿、蛋白尿患者有益，也适用于 ACEI 引起的咳嗽而不能耐受者。可与小剂量噻嗪类利尿剂或二氢吡啶类 CCB 合用。

常用药物：①氯沙坦，每次 50～100mg，每日 1 次；②缬沙坦，每次 80～160mg，每日 1 次；③厄贝沙坦，每次 150～300mg，每日 1 次；④坎地沙坦，每次 8～16mg，每日 1 次；⑤替米沙坦，每次 40～80mg，每日 1 次；⑥奥美沙坦，每次 20～40mg，每日 1 次。

ARB 禁用于双侧肾动脉狭窄、妊娠、高血钾者。不良反应较少，可有轻微头晕、血管神经性水肿、腹泻等，一般较少引起刺激性干咳，可用于不能耐受 ACEI 干咳的患者，长期应用亦可导致高钾血症。通常不主张 ARB 和 ACEI 同时应用。

除以上五大类主要降压药外，其他如交感神经抑制剂（利血平、可乐定）、直接血管扩张剂（肼屈嗪）、α₁ 受体阻滞剂（哌唑嗪、特拉唑嗪）等，目前不主张单独应用，可用于复方制剂或联合治疗。

我国传统的复方制剂有复方利血平（复方降压片）、复方利血平氨苯蝶啶片（降压 0 号）、珍菊降压片等。使用固定复方制剂时，要掌握其组成成分的禁忌证和可能的不良反应。复方利血平的主要成分是利血平 0.032mg、氢氯噻嗪 3.1mg、盐酸异丙嗪 2.1mg、硫酸双肼屈嗪 4.2mg。复方利血平氨苯蝶啶片主要成分是利血平 0.1mg、氨苯蝶啶 12.5mg、氢氯噻嗪 12.5mg、硫酸双肼屈嗪 12.5mg。珍菊降压片主要成分是可乐定 0.03mg、氢氯噻嗪 5mg。

新型的固定配比复方制剂一般由不同作用机制的药物组成，多数每天口服 1 次，使用方便，患者依从性好。目前我国上市的新型固定配比复方制剂主要包括 ACEI ＋ 噻嗪类利尿剂、ARB ＋ 噻嗪类利尿剂、二氢吡啶类 CCB ＋ ARB、二氢吡啶类 CCB ＋ β 受体阻滞剂、噻嗪类利尿剂 ＋ 保钾利尿剂等。我国常用口服降压药物见表 3-2，主要降压药种类选用的适应证和禁忌证见表 3-3。

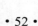

高血压的中西医结合防治

表 3-2 我国常用口服降压药物

分类		名称	参考剂量范围 （mg/d）	分服次数	主要不良反应
钙通道阻滞剂	二氢吡啶类	尼群地平	10～40	每日 2 次	水肿、头痛、潮红
		非洛地平缓释片	2.5～10	每日 1 次	
		硝苯地平	20～60	每日 2～3 次	
		硝苯地平控释片	30～60	每日 1 次	
		硝苯地平缓释片 （Ⅲ）	30～60	每日 1 次	
		硝苯地平缓释片 （Ⅰ，Ⅱ）	10～40	每日 2 次	
		拉西地平	4～8	每日 1 次	
		氨氯地平	2.5～10	每日 1 次	
		左旋氨氯地平	2.5～5.0	每日 1 次	
	非二氢吡啶类	地尔硫䓬	90～360	每日 1～2 次	抑制心脏传导及 心功能
		维拉帕米	80～240	每日 2～3 次	
血管紧张素转换酶抑制剂		卡托普利	25～150	每日 2～3 次	高血钾、血管神经 性水肿
		依那普利	5～40	每日 1～2 次	
		贝那普利	5～40	每日 1～2 次	
		雷米普利	1.25～10	每日 1 次	
		培哚普利	4～8	每日 1 次	
		福辛普利	10～40	每日 1 次	
		赖诺普利	5～40	每日 1 次	
血管紧张素Ⅱ受体阻滞剂		氯沙坦	25～100	每日 1 次	高血钾、血管神经 性水肿
		缬沙坦	80～160	每日 1 次	
		替米沙坦	20～80	每日 1 次	
		厄贝沙坦	150～300	每日 1 次	
		坎地沙坦	8～32	每日 1 次	
利尿剂	噻嗪类	氢氯噻嗪	6.25～25	每日 1 次	低血钾、尿酸升高
		吲达帕胺	1.25～2.5	每日 1 次	低血钾
	袢利尿剂	呋塞米	20～80	每日 1～2 次	低血钾
	保钾利尿剂	氨苯蝶啶	50～100	每日 1～2 次	高血钾
		盐酸阿米洛利	5～10	每日 1～2 次	高血钾
	醛固酮拮抗剂	螺内酯	20～40	每日 1～2 次	高血钾、男性乳房 发育
β受体阻滞剂		阿替洛尔	12.5～50	每日 1～2 次	支气管痉挛、心功 能抑制
		美托洛尔	25～100	每日 1～2 次	

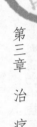

分类	名称	参考剂量范围（mg/d）	分服次数	主要不良反应
β受体阻滞剂	比索洛尔	2.5~10	每日1次	
	普萘洛尔	30~90	每日2次	
α₁受体阻滞剂	哌唑嗪	2~20	每日2~3次	直立性低血压
	多沙唑嗪	2~4	每日1~2次	
	特拉唑嗪	1~20	每日1~2次	
β受体阻滞剂+α₁受体阻滞剂	卡维地洛	12.5~50	每日2次	支气管哮喘
	拉贝洛尔	200~400	每日2次	支气管哮喘、直立性低血压
中枢α₂受体激动剂	可乐定	0.1~0.8	每日2次	口干、嗜睡、水钠潴留
	可乐定贴剂	0.25	每日1次	口干、皮肤过敏
血管扩张剂	肼屈嗪	25~100	每日2次	狼疮综合征

表 3-3　主要降压药种类选用的适应证和禁忌证

分类		适应证	禁忌证	
			绝对	相对
钙通道阻滞剂	二氢吡啶类	老年高血压	无	快速性心律失常
		周围血管病		充血性心力衰竭
		单纯收缩期高血压		
		稳定性心绞痛		
		颈动脉粥样硬化		
		冠状动脉粥样硬化		
	非二氢吡啶类	心绞痛	二度、三度房室传导阻滞	
		颈动脉粥样硬化	充血性心力衰竭	
		室上性心动过速		
血管紧张素转换酶抑制剂		充血性心力衰竭	妊娠	可能妊娠的妇女
		心肌梗死后	高血钾	
		左心室肥厚	双侧肾动脉狭窄	
		左心室功能不全		
		心房颤动预防		
		颈动脉粥样硬化		
		非糖尿病肾病		
		糖尿病肾病		
		蛋白尿/微量白蛋白尿		
		代谢综合征		

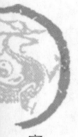

高血压的中西医结合防治

分类	适应证	禁忌证	
		绝对	相对
血管紧张素Ⅱ受体阻滞剂	糖尿病肾病	妊娠	可能妊娠的妇女
	蛋白尿/微量白蛋白尿	高血钾	
	冠心病	双侧肾动脉狭窄	
	心力衰竭		
	左心室肥厚		
	心房颤动预防		
	ACEI引起的咳嗽		
	代谢综合征		
利尿剂	噻嗪类		
	充血性心力衰竭	痛风	妊娠
	老年高血压		
	高龄老年高血压		
	单纯收缩期高血压		
	祥利尿剂		
	肾功能不全		
	充血性心力衰竭		
	醛固酮拮抗剂		
	充血性心力衰竭	肾衰竭	
	心肌梗死后	高血钾	
β受体阻滞剂	心绞痛	二度、三度房室传导阻滞	慢性阻塞性肺疾病
	心肌梗死后	哮喘	周围血管病
	快速心律失常		糖耐量减低
	慢性心力衰竭		运动员

第六节 降压药的联合应用

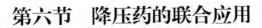

大多数无并发症的患者可单独或联合使用噻嗪类利尿剂、β受体阻滞剂、CCB、ACEI和ARB。临床实际使用时，患者心血管危险因素状况、靶器官损害、并发症、降压疗效、不良反应及药物费用等，都可能影响降压药的具体选择，大多数患者需要2种或2种以上降压药联合治疗血压才能达标。

建议血压水平＜160/100mmHg，或低危、部分中危患者初始用小剂量单药治疗；

对血压水平≥160/100mmHg，或血压水平高于目标血压20/10mmHg的高危患者初始用小剂量两种药联合治疗。治疗中血压未达标的，可增加原用药的剂量或加用小剂量其他种类降压药。对部分轻中度高血压患者，视病情初始可用固定低剂量复方制剂。

药物治疗应从小剂量开始，联合治疗应采用不同降压机制的药物，合理地联合用药可减少药物剂量，减少不良反应而增强降压作用。

目前认为，根据患者血压水平和危险程度，初始治疗可采用小剂量单药或小剂量两种药联合治疗的方案，具体方案如下。

优先推荐的两种降压药物联合方案，也是临床常用的联合用药6种组合方案：①二氢吡啶类CCB和ACEI；②二氢吡啶类CCB和ARB；③ACEI和小剂量噻嗪类利尿剂；④ARB和小剂量噻嗪类利尿剂；⑤二氢吡啶类CCB和小剂量噻嗪类利尿剂；⑥二氢吡啶类CCB和小剂量β受体阻滞剂。

优先推荐的3种降压药物联合方案：二氢吡啶类CCB和ACEI或ARB及小剂量噻嗪类利尿剂，3种降压药联合治疗一般必须包含利尿剂。4种降压药物的联合方案主要适用于难治性高血压，可以在上述三药联合基础上加用第四种药物如β受体阻滞剂、螺内酯、可乐定或α受体阻滞剂。降压药物组合是不同种类药物的组合，应避免同类降压药物的组合，一般不主张ACEI和ARB联合使用治疗普通高血压。

次要推荐使用的联合治疗方案：利尿剂＋β受体阻滞剂；α受体阻滞剂＋β受体阻滞剂；二氢吡啶类CCB＋保钾利尿剂；噻嗪类利尿剂＋保钾利尿剂。必要时也可用其他组合，包括α受体阻滞剂、中枢作用药（如α_2受体激动剂可乐定等）、血管扩张剂。

联合用药方式：采取各药按需剂量配比处方，其优点是可以根据临床需要调整品种和剂量；采用固定配比复方制剂，其优点是使用方便，有利于提高患者的治疗依从性。

单药或联合用药降压治疗流程参考图见图3-1，两种降压药联合治疗参考方案（范例）见表3-4。

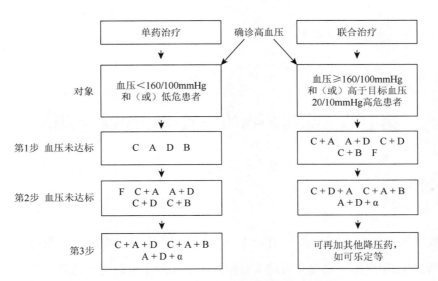

图 3-1　单药或联合用药降压治疗流程参考图

A. ACEI 或 ARB；B. β 受体阻滞剂；C. CCB；D. 噻嗪类利尿剂；α. α 受体阻滞剂；F. 低剂量复方制剂

表 3-4　两种降压药联合治疗参考方案（范例）

方案	价格低廉药物的组合方案	价格中等偏上药物的组合方案
C + D	尼群地平 + 氢氯噻嗪 硝苯地平 + 氢氯噻嗪	氨氯地平 + 复方阿米洛利 非洛地平 + 氢氯噻嗪
A + C	卡托普利 + 尼群地平 依那普利 + 尼群地平	替米沙坦 + 氨氯地平 培哚普利 + 氨氯地平 贝那普利 + 氨氯地平 福辛普利 + 氨氯地平 卡托普利 + 非洛地平
或 C + A	硝苯地平 + 卡托普利 硝苯地平 + 依那普利	氨氯地平 + 缬沙坦 硝苯地平控释片 + 坎地沙坦 拉西地平 + 依那普利 左旋氨氯地平 + 氯沙坦
A + D	卡托普利 + 吲达帕胺 卡托普利 + 氢氯噻嗪	氯沙坦 + 氢氯噻嗪 缬沙坦 + 氢氯噻嗪 贝那普利 + 氢氯噻嗪 厄贝沙坦 + 氢氯噻嗪
或 D + A		吲达帕胺 + 依那普利 吲达帕胺 + 替米沙坦
C + B	尼群地平 + 阿替洛尔 硝苯地平 + 美托洛尔	氨氯地平 + 比索洛尔 非洛地平 + 美托洛尔

第七节 降压药物的一般用法与剂量调整

一、一般用法

长效降压药一般每天早晨服用 1 次,中效降压药或短效降压药一般每天服用 2～3 次,1 天多次服用的药物宜全天均衡时间服用。如果血压控制不理想,应做 24h 动态血压监测,由医生据此调整服用时间。约有 10%的患者白天血压正常,单纯夜间血压升高,是一种隐蔽性高血压,这种患者需要睡前服药;对有清晨高血压的患者可在睡前服药,以控制清晨血压升高。建议尽量选用长效降压药,服用方便,每天 1 次,有利于改善治疗依从性、稳定控制血压。

二、剂量调整

对大多数非重症或急症高血压患者,要寻找其最小有效耐受剂量药物,也不宜降压太快。故开始给小剂量药物,经 2～4 周后,如疗效不够而不良反应少或可耐受,可增加剂量;如出现不良反应不能耐受,则改用另一种药物。随访期间血压的测量应在每天的同一时间进行,对重度高血压患者,须及早控制其血压,可以较早递增剂量和联合用药。

1）血压控制不良或不稳定,但无不良反应者,一般原药加至靶剂量,或加另一种类药物,或开始两种药联合治疗或应用固定复方制剂。

2）出现轻度药物不良反应,可将药物适当减量;如有明显不良反应,则应停用原药,换其他种类降压药。如相应治疗中出现痛风者,应停用噻嗪类利尿剂;心率<50 次/分者,β 受体阻滞剂逐步减量或至停用;不能耐受的干咳者,停用 ACEI;高血钾者,停用 ACEI 或 ARB。

降压药的不良反应均是可逆的,停止用药后不良反应可逐渐消失。有些降压药的不

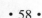

良反应还可以通过联合用药来抵消，如长期服用 CCB 可出现踝部水肿，联合小剂量的 ARB 或利尿剂即可消除水肿，并能增强药物的降压作用。

3）长期治疗中不可随意中断治疗。如出现低血压或伴明显头晕者，可减量或暂停用药，并密切监测血压，如血压上升，需调整剂量，继续治疗。

高血压需要长期治疗，患者经确诊为高血压后若自行停药，其血压（或迟或早）终将恢复到治疗前水平。对于非重症或急症高血压患者，经治疗血压被控制并长期稳定达 1 年以上，可以试图小心、逐步地减少服药次数或剂量，目的为减少药物可能的副作用，但以不影响疗效为前提。尤其是认真地进行非药物治疗，密切观察改进生活方式进度和效果的患者，在试行这种"逐步减药"时，应十分仔细地监测血压。

4）季节和环境温度的变化会引起血压波动，季节变化时应注意多次测量血压。对 1～2 级高血压患者，在夏季酷暑或冬季严寒时期，可根据血压的情况适度调整降压药治疗方案。夏季由于血管处于扩张状态，加上出汗多，未能及时补充水分，此时如果仍服用原来的药量可能会出现血压过低或较大波动，尤其是老年人易出现直立性低血压。炎热季节血压较低者，可减少药物剂量或暂停联合治疗中的一种药；寒冷季节血压升高者，可增加药物剂量或加用另外一种药。

第八节　降压治疗过程中的注意事项

一、防止血压过低

（一）直立性低血压

直立性低血压是血压过低的一种特殊情况，是指体位从卧位，或坐位，或蹲位突然站立（直立位）时，发生的血压突然过度下降（SBP/DBP 下降＞20/10mmHg 以上，或下降幅度大于原来血压的 30%以上）的情况，同时伴有头晕或晕厥等脑供血不足的症状，一般发生在直立数秒内。

应用抗高血压药物治疗尤其是多种药物合用或卧床时间久者、老年人（约占20%）需注意这种特殊状况发生，进食后或小便、大便（迷走神经刺激）后直立性低血压多更严重,因此从卧位站起时要小心,首先伸展手脚,其次抬起上半身,然后再慢慢站起。

服用 α 受体阻滞剂,易出现直立性低血压,服用时应格外小心,一般首次服用量为半量,且在夜间服用后卧床。一旦血压下降幅度过快,或低于 90/60mmHg 时应及时卧床,并咨询医生,必要时暂时停服降压药。

(二)餐后低血压

老年人餐后由于胃肠道血流量增加,心血管调节功能差,引起血压下降。餐后 2h 内每 15min 测量血压,与餐前比较 SBP 下降>20mmHg,或餐前 SBP≥100mmHg,餐后<90mmHg,或餐后血压下降少但出现心脑缺血症状(心绞痛、乏力、晕厥、意识障碍)可诊断为餐后低血压。

处理办法:饮食不宜过热;要注意混合饮食,不要单纯食用以淀粉或葡萄糖为主的食物作为早餐;控制进餐量,采取少吃多餐的办法进食;餐后,在沙发或椅子上多坐一会儿,5~10min 后再起立活动;已发生过餐后低血压症状的老年人,进早餐前可先喝一杯凉开水。

二、高血压患者生活中的注意问题

应尽量避免需暂时屏气一蹴而就的运动,如搬运重物等,因为这些运动可使血压瞬间剧烈上升,引发危险。排便时用力过度也会引起血压巨大波动,引起心肌梗死或脑卒中。平时要注意食用含粗纤维的食物,避免便秘。

急剧的温度变化会引起血压的剧烈波动,有致命的危险,寒冷的日子洗脸不要用凉水,尽可能用温水。洗澡前后及洗澡时环境和水温差别太大,会使血压波动较大。浴盆较深,水压升高会造成血压上升,建议只浸泡到胸部以下。

------------------------------------ 参 考 文 献 ------------------------------------

[1] 陈源源. 高血压合理用药指南解读——药物治疗篇[J]. 中国医学前沿杂志(电子版). 2016, 8(2):2-5.

[2] 国家卫生计生委合理用药专家委员会. 高血压合理用药指南(第 2 版)[J]. 中国医学前沿杂志(电子版), 2017, 9(7):28-126.

[3] 姜一农, 宋玮. 高血压合理用药指南解读——常见特殊类型高血压的治疗原则及药物选择[J]. 中国医学前沿杂志(电子版). 2016, 8(2):10-13.

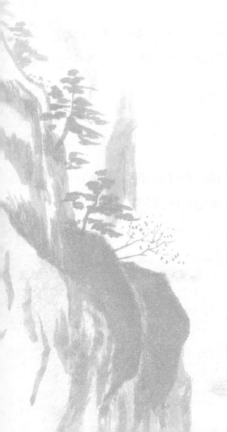

第四章 中西医结合治疗优势篇

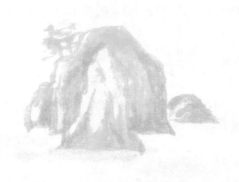

第一节　中西医结合提高疗效的切入点

一、西医降压药物的不良反应及副作用

不良反应或药物副作用的存在，是西医降压药物使用过程中所面临的一大困惑。

在本书第三章"治疗篇"有关常用降压药物的介绍中，详尽地对每一类降压药物的不良反应进行了论述，如噻嗪类利尿剂易引起低钾血症，保钾利尿剂易引起高血钾；β受体阻滞剂则可导致肢体冷感、激动不安、胃肠不适，影响糖脂代谢等；二氢吡啶类CCB则可出现反射性交感神经兴奋，导致心率较快、面色潮红、脚踝部水肿、牙龈增生等。非二氢吡啶类CCB则可出现抑制心肌收缩功能及传导功能、牙龈增生等副作用。ACEI类常引起不能耐受的干咳、低血压、皮疹，偶见血管神经性水肿及味觉障碍，长期应用可能导致血钾升高。ARB虽可适用于不能耐受ACEI引起干咳的患者，但ARB的使用可引起腹泻，长期应用亦可导致高钾血症。同时，高血压药物代谢给肝肾功能所带来的负担问题依旧需要解决。

此外，不论是哪一种降压药物都存在长期应用后突然停药，发生反跳现象的可能，即原有的症状加重或出现新的表现，较常见的有血压反跳性升高，伴头痛、焦虑等，即撤药综合征。

二、西医降压药物耐药性的产生

降压药物长期应用，机体容易产生耐药性，单一药物已不能达到降压目标，必须增加剂量或调换或增加药物种类才能有效地控制血压。西药降压药物耐药性的产生也是目前现代医学治疗中避免不了的一大困惑。当然，也有学者不赞同降压药耐药性的概念，提出高血压长期服药效应减弱不是药的问题，而是随着年龄增长等因素影响病情或病理进展造成的。

三、临床症状改善不理想

临床应用中，西医降压药物的使用多以血压数值为评估疗效的标准，但经常会

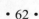

高血压的中西医结合防治

出现用药后血压虽能降至正常，但对于伴随的头痛、头晕、头胀、胸闷、心悸等临床症状的改善并不理想。也存在部分患者因服用降压药物而出现一定的不良反应，进而引发多种新的不适临床症状，甚至导致患者因无法耐受西药而终止治疗，影响血压的控制。

四、老年性高血压治疗的难题

老年性高血压多以单纯性收缩压升高为特点，其舒张压正常甚至偏低，如使用常规降压药物治疗，在降低收缩压的同时，其舒张压将进一步降低，造成灌注不足，进而出现头晕、心悸等低血压症状，对机体产生不利影响。对于老年性高血压的治疗，如何保证收缩压与舒张压在降压过程中的平衡是治疗过程中需要关注的问题。此外，难治性高血压、妊娠期高血压或长期高血压导致靶器官损伤、多重并发症的发生等都是临床治疗上的难题。

五、高血压前期的治疗困惑

随着研究者对血压认识的不断深入，人们对自身健康状态关注的不断加强，高血压前期的概念越来越引起人们的重视。高血压前期，指在没有服用任何降压药物的情况下，收缩压在 120～139mmHg 和（或）舒张压在 80～89mmHg，即通常所说的正常高值或临界值。高血压前期发病率呈现逐渐上升趋势，且趋于年轻化。相关研究报道，血压在 120～129/80～84mmHg 和 130～139/85～89mmHg 的中年人群，10 年后发展为高血压的概率分别为 45% 和 64%，更引人关注的是，研究显示高血压前期阶段已有潜在的靶器官损害。因此，美国 2017 年发布的高血压指南中已将部分高血压前期纳入高血压诊断，欧洲 2018 年发布的高血压指南中也进行了治疗阈降低的改动。目前我国暂仍以 140/90mmHg 为标准，但正常高值也越来越引起各方面的关注。此外，"高血压"的标签效应也对早期应用一线抗高血压西药存在影响，如使用西医降压药物给患者提早带上"高血压"的标签，产生心理负担（有关高血压前期的详细论述见本书第五章"预防篇"）。

第二节　中医学对高血压的认识

一、高血压中医认识沿革

高血压病名虽来自现代医学，但早在 2500 多年前，我国传统中医就其脉象、症状乃至诱发因素已有初步的认识。《黄帝内经》已明确指出脉象对疾病的诊断意义，即"按尺寸，观浮沉滑涩，而知病所生"，也就是说，诊脉可知病之所在，知病之所变，知病之在内、在外，并对不同脉象详尽阐述，其中在《素问·平人气象论》中的"欲知寸口太过与不及，寸口之脉中手短者，曰头痛"及"盛而紧曰胀"描述与高血压患者常见症状、脉象极其相似。一种常见的因多食盐所诱发的高血压，即盐敏感性高血压同样可在《黄帝内经》中找到它的身影。《素问·五脏生成》中的"多食咸，则脉凝泣而变色"就已指出多食盐对脉象的影响。根据高血压患者的临床表现，中医学常常将其归属"眩晕""头痛""中风"等范畴。编者将围绕"眩晕""头痛"两大病症，结合历代医家之说，探寻传统中医对高血压的相关论述。

（一）眩晕

传统中医中对于眩晕的认识颇多，亦有不同证名，如"头眩""风眩""眩运""眩冒"等，在本书的论述中将高血压归于眩晕范畴。眩晕最早见于《黄帝内经》，被称为"眩冒"，并分别从外感、内伤，从虚至实对其病因病机展开论述。《灵枢·大惑论》云："故邪中于项，因逢其身之虚，其入深，则随眼系以入于脑，入于脑则脑转，脑转则引目系急，目系急则目眩以转矣。"其认为外邪乘虚而入乃为头晕目眩之因。又有《素问·至真要大论》指出，"诸风掉眩，皆属于肝"，则认为眩晕发生与肝密切相关，在《素问·六元正纪大论》同样指出"木郁之发……甚则耳鸣眩转"，可见眩晕之作与肝之调达、疏泻密切相关。除与肝密切相关外，《灵枢·五邪》中指出"邪在肾"亦可致"时眩"。而《灵枢·海论》云"髓海不足，则脑转耳鸣，胫酸眩冒"、《灵枢·卫气》云"上虚则眩"则认为眩晕的发生为"髓海不足""上虚"之故。

至东汉时期，张仲景则认为痰饮是眩晕的主要影响因素，在《金匮要略·痰饮咳嗽病脉证并治》中记载，"心下有支饮，其人苦冒眩，泽泻汤主之"，不仅指出其病因为饮停于中，气机升降失调，浊阴不降，清阳不升，更指出其治疗方药。

隋朝，我国第一部病因病机证候学专著《诸病源候论》的形成，更是提出"风头眩者，由气血虚，风邪入脑"的学说，主张眩晕发生与气血虚，风邪入脑密切相关。尤为珍贵的是，基于《黄帝内经》的基础上，提出了饮食、生活因素对眩晕的影响作用，其认为"食牛羊肉及肥腻，或酒或房，触犯而成此疾"，过食肥甘厚腻，嗜酒无度，损伤脾胃，痰湿内生，或房劳过度，肾精亏损，湿热内蒸，上蒙清窍，则发眩晕。唐代孙思邈则认为痰热是眩晕发作的主要病因，即"痰热相感而动风，风心相乱则闷瞀，故谓之风眩"。

金元时期，也是我国传统中医发展迅速、流派纷呈、建树诸多的时期，对眩晕的认识也形成多种学说。"寒凉派"刘完素在其代表作《素问玄机原病式·五运主病》中云："所谓风气甚，而头目眩运者，由风木旺，必是金衰不能制木，而木复生火，风火皆属阳，多为兼化，阳主乎动，两动相搏，则为之旋转。"提出其主张"风火"乃为引发眩晕之病机，故治疗过程中多以寒凉清热为主。而滋阴派代表朱丹溪在代表作《丹溪心法·头眩》中云："头眩，痰，挟气虚并火。治痰为主，挟补气药及降火药，无痰则不作眩，痰因火动。"不仅强调"无痰不作眩"的观点，而且在遣方用药上主张"滋阴降火"。

明清时期，医家又有了新的认识。张景岳不主张寒凉药物攻伐人体正气，他认为"阳非有余"，提出"无虚不作眩"的主张，其代表作《景岳全书·眩运》中云："眩运一证，虚者居其八九，而兼火兼痰者，不过十中一二耳。"医家虞抟在《医学正传·眩运》中则指出，体质不同则治疗亦有所不同，即所谓"大抵人肥白而作眩者，治宜清痰降火为先，而兼补气之药；人黑瘦而作眩者，治宜滋阴降火为要，而带抑肝之剂"。

近现代中西医汇通学派的代表医家之一，张锡纯在《医学衷中参西录》中明确指出，西医所谓血压过高之脉象为"脉弦长有力，或上盛下虚"，并指出"头目时常眩晕，或脑中时常作疼发热"，甚者则"颠仆，昏不知人"，此乃西人所谓脑充血证，其与现代医学研究表明的脑卒中为高血压日久常见的并发症相符。同时张锡纯指出，其治疗方剂"镇肝熄风汤"亦为现代治疗高血压过程中常用方剂。而关于脑充血、脑卒中的认识早在《黄帝内经》中就有论述，或为煎厥，或为大厥，或为薄厥。云"血之与气，并走于上，此

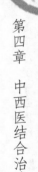

为大厥，厥则暴死""阳气者大怒则形气绝，血菀于上，使人薄厥"，其论述与血压控制不佳，长期居高不下，最终并发脑出血极其相似。

而在《医学正传·眩运》中记载，"眩运者，中风之渐也"，更是明确指出本病进一步发展可能引发的病症，此与现代医学高血压所致脑卒中等并发症类似。

（二）头痛

首先从《黄帝内经》中追寻，其对头痛的论述颇多，不仅从外感、内伤论述，更是结合脏腑辨证、气血辨证、经络辨证进行论述。在《素问·风论》中将其称为"首风""脑风"，并指出其主要病因为"新沐中风，则为首风""风气循风府而上，则为脑风"，还对其临床症状进行了描述，"首风之状，头面多汗，恶风，当先风一日，则病甚，头痛不可以出内"。此虽强调外风致病因素，但在临床实践中不难发现诸多高血压患者可伴多汗、恶风之状。除风邪致病外，外感六淫中湿邪亦为重要的致病因素，正如《素问·生气通天论》所云"因于湿，首如裹"，此也为现代医家认为头痛发作的主要致病因素之一。从脏腑、经络、气血辨证而言，《素问·五脏生成》中云"头痛巅疾，下虚上实，过在足少阴、巨阳，甚则入肾"，指出头痛因上实下虚所致；《素问·藏气法时论》云"气逆则头痛"，指出肝气上逆则发为头痛，现代医家多方研究证实此为高血压发病过程中常见的两大证型。

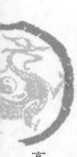

东汉时期，张仲景的《伤寒杂病论》更加系统地论述了太阳、阳明、少阳、厥阴之头痛，并给出不同治疗方药。如太阳之头痛则"头项强痛而恶寒"、阳明之头痛则"手足厥者，必苦头痛"、少阳之头痛则"脉弦细"、厥阴之头痛则"干呕、吐涎沫，头痛"。隋朝巢元方则主张因阳虚，风邪乘虚而入则发头痛。金元时期，李东垣根据头痛症状及病机不同，认为头痛有湿热头痛、气虚头痛、血虚头痛、气血俱虚头痛、厥逆头痛等之别。《丹溪心法》记载有因痰、因气滞所致头痛，并指出治疗头痛之引经药物，如"太阳川芎，阳明白芷，少阳柴胡，太阴苍术，少阴细辛，厥阴吴茱萸"，至今仍对临床应用有重大的指导意义。明清时代，王肯堂在《证治准绳·头痛》中认为头痛、头风为一病，指出有"新久去留之分""浅而近者名头痛，其痛猝然而至，易于解散速安也。深而远者为头风，其痛作止不常，愈后遇触复发也"；清代王清任强调瘀血之论并论述了瘀血致头痛的特点，《医林改错》在血府逐瘀汤所治症目中云"查患头痛者，无表证，无里证，无气虚、痰饮等证，忽犯忽好，百方不效，用此方一剂而愈"。

二、中医学病因认识概要

在《黄帝内经》中强调，"饮食有节，起居有常，不妄作劳"，故而可"形与神俱，而尽终其天年"。然而今时之人"以酒为浆，以妄为常，醉以入房，以欲竭其精，以耗散其真，不知持满，不时御神，务快其心，逆于生乐，起居无常，故半百而衰也"，即已指出诸多疾病的发生发展与日常生活习惯密切相关，高血压的发生也不例外，既有个人体质因素的作用，又受到情志、饮食、作息的影响，多为七情所伤、饮食失节、劳逸失调、内伤虚损及外感风邪所致。

（一）情志失调

过度恼怒或情志失调，肝气郁结，化火上逆，或伤肾阴，阴虚阳亢，正如《黄帝内经》所云"诸风掉眩，皆属于肝"。长期忧思伤神，脾失健运，化湿生痰，痰浊上扰，蒙蔽清窍。《证治汇补》指出，"七情所感，脏气不平，郁而生涎，结而为饮，随气上逆，令人眩晕"。

（二）饮食不节

嗜酒过度，或过食肥甘，或饥饱无度，损伤脾胃，脾失健运，酿化痰湿，遇风阳上扰常兼而为患，而致本病。

（三）久病过劳

久病不愈，过度劳倦，房劳过度，伤及肾精，阴阳失于平衡，脏腑功能紊乱，或久病入络，瘀血阻滞，气血运行失调，而致本病。

（四）作息不调

今时之人或因工作性质，或因迷于享乐，常昼夜颠倒，久而久之，阴阳失调，气血逆乱，而致本病。

（五）体质因素

本病的发生常与体质因素有关，个体在其生长发育过程中形成的机能与结构上的特殊性成为易患因素，本病常见于阳亢、阴虚、痰湿体质。

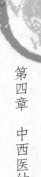

(六) 外感风邪

巅顶之上，诸阳之会，唯风可到，"风邪客于肌表，循经上扰巅顶，邪遏清窍，则作眩晕"，此乃外风使然，又常夹寒、携湿共同致病，而致气血津液凝结，经脉阻滞，不通则痛。《症因脉治·外感痰证》指出，"外感风邪，袭人肌表，束其内郁之火，不得发泄，外邪传里，内外熏蒸，则风痰之症作矣"。

三、中医学病机认识概要

(一) 肝阳上亢

肝为风木之脏，内寄相火，体阴而用阳，主升主动。肝主疏泄，喜条达柔顺而恶抑郁，依赖肾精充养，素体阳盛，肝阳偏亢，日久化火生风，风升阳动，或长期忧郁恼怒，肝气郁结，气郁化火，致肝阳上亢，或肝肾阴虚致阴亏于下，肝阴暗耗，阴虚阳亢，风阳升动，阳亢于上，上扰清窍，则发本病。此因"内风乃身中阳气之变动"而"风气通于肝""所谓风气甚，而头目眩运者，由风木旺，必是金衰不能制木，而木复生火，风火皆属阳，多为兼化，阳主乎动，两动相搏，则为之旋转"（《素问玄机原病式·五运主病》）。如《类证治裁》中指出，"头为诸阳之汇，阳升风动，上扰巅顶。耳目乃清空之窍，风阳旋沸，斯眩晕作焉。"

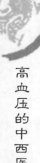

(二) 痰湿壅盛

脾主运化水谷，为生痰之源。若嗜酒肥甘，嗜好烟酒，饥饱无常，或思虑劳倦，伤及于脾，疏失健运，水谷不化生精微，聚湿生痰，痰浊上扰，蒙蔽清窍，发而为眩。如《丹溪心法》中指出"头眩，痰挟气虚并火，治痰为先……无痰不作眩"。又如《医碥》曰："痰涎随风火上壅，浊阴干于清阳也，故头风眩晕者多痰涎。"《医灯续焰》也指出，"胸中痰浊，随气上升，头目位高而空明，清阳所注，浊涩之气，扰乱其间，欲其不眩不晕，不可得矣。"

(三) 瘀血阻滞

久病入络，随着病情的迁延不愈，日久殃及血分，血行不畅，瘀血内停，滞于脑窍，清窍失养，发为眩晕。明代虞抟在《医学正传》中指出"因瘀致眩"之说。此外，因虚、气滞、寒凝、血热等原因均可造成血液停滞、血运不畅、阻塞脉络，进而脉道闭塞，亦可引起眩晕。《仁斋直指方论》则曰："瘀滞不行，皆能眩晕。"《医宗金鉴》亦曰："瘀血停滞……神迷眩远。"

（四）肝肾阴虚

肝藏血，肾藏精，肝肾同源。肝阴不足可导致肾阴不足，肾水不足亦可引起肝阴亏乏。肝阳上亢日久，不但耗伤肝阴，亦可损及肾水。素体肾阴不足或纵欲伤精，肾水匮乏，水不涵木，阳亢于上，清窍被扰而作眩晕。

（五）阴阳两虚

久病体虚，累及肾阳，肾阳受损或阴虚日久，阴损及阳，导致阴阳两虚，髓海失于涵养，而见眩晕。

（六）风邪作祟

1. 外风夹寒夹火

六气之中，唯风能全兼五气，如兼寒曰风寒，兼火曰风火。诸邪必须借风邪方可到达头部，以致眩晕头痛。六淫邪气侵及人体，尤以风、寒、火三邪最易引发本病。首先机体外感风寒之邪，致使皮肤玄府郁闭，寒性凝滞，寒主收引，引起寒结血凝，血脉不通，脉管拘紧，血液循环受阻，导致血压升高，同时风寒阻遏阳气，头部经脉气血凝滞，瘀滞日久化火引发病变。

2. 外风伤络致气滞血瘀

外风伤络致气滞血瘀是因风致眩致痛的另一机制。风为六淫之首，百病之长，外邪犯表以风为先导。一方面风邪客于肌表，循经上扰巅顶，邪遏清窍，则作眩晕，即外风侵犯络脉，风善动窜扰，进而扰乱正常血气运行，引发络脉气血失调，导致眩晕。另一方面，风性主动，易袭阳位，高巅之上，唯风可到，头为清阳之府，外感风邪，上犯巅顶，风邪郁遏，经脉痹阻，阻抑清阳；或内伤诸疾，或素体阳盛化风，风阳上扰清窍；或气机郁滞，气郁化火，扰动清空，或气郁日久，瘀血内生痹阻脑络。

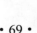

3. 外风引动内风

高血压的中医病因病机应辨明病因，重外风，审内风，内外合参。风有内外之分，风邪致病，历代医家多偏重内风，内风固然是高血压的重要致病因素，但是外风也起到了不可忽视的作用。内外相得，外风有附，内风有助，合而为病。诸风掉眩，皆属于肝，内风主要起源于肝风，一方面肝脏本身肝阴不足，肝风内动，肝阳上扰，风助火势，引发眩晕、头痛诸症，此时复感外风，外风直中毛孔，进而入里，引动内风，加重诸症。另一方面久病诸脏皆虚，损及肝脏，内伤不愈，五脏亏损，内风易发，正气不足，更易感外风，内风与外风互相交错，互为因果，引发高血压诸症。

综上所述，眩晕、头痛之病机虽有上述多种，但其基本病理变化，不外乎虚实两端。虚者为髓海不足，或气血亏虚，清窍失养；实者为风、火、痰、瘀扰乱清空。风、火、痰、瘀、虚为眩晕、头痛常见的病理因素，并在眩晕、头痛发展过程中相互兼夹或相互转化。

四、中医学治疗原则

治疗原则为调整阴阳，标本兼治，急者治其标，缓者治其本；实则泻之，虚则补之。

五、中医学辨证治疗概要

辨证论治是中医学的特色和精华，中医学灵活多变的辨证论治方法体系，成就了中医独具特色的临床优势，中医辨证论治高血压具有独到的优势和可靠的临床效果。中医辨证治疗高血压是在调节机体阴阳失衡、气血失和、脏腑功能紊乱的整体观基础上实施的。本书特别关注以下辨证要点。

（一）辨标本

在辨证时首要分清标本，本病多以肝肾阴虚为本，阳亢火盛、内风、痰浊、瘀血为标，本虚而标实。根据临床表现如面红目赤，烦躁易怒则为阳亢火盛所致标实；头重如裹，胸闷恶心则为痰浊壅盛所致标实；眩晕头痛，痛如针刺，面唇紫暗则为瘀血所致标实；而该病的根本在于本虚，肝肾阴虚而不能制阳，致使阳亢于上，因此，在解决标实的同时也需要兼顾治疗阴虚，滋水以涵木，达到标本兼治，调整阴阳的目的。

（二）辨虚实

一般而言，凡病程较长，反复发作，或遇劳而作，或伴腰膝酸软，或面色㿠白，或神疲乏力，脉细或弱者多属于虚证；凡病程较短，或突然发作，伴面赤，形体壮实者多属于实证；其中，若因痰湿所致，则多见头重昏蒙，苔腻脉滑；若因瘀血所致，则多见头痛，痛有定处，舌质暗淡，有瘀斑等。

（三）辨脏腑

传统中医认为，高血压的发病虽在清窍，但与肝、脾、肾三脏功能失调密切相关。肝阳上亢则见胀痛、面色潮红、急躁易怒等症；脾胃虚弱则兼见纳呆、乏力等症；脾失健运，痰湿中阻，则兼见纳呆、呕恶、苔腻等症；肾精不足可兼见腰膝酸软、耳鸣耳聋等症。

第三节　高血压的中医主要证治分类

一、肝阳上亢

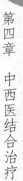

证候：头晕头痛，口干口苦，面红耳赤，烦躁易怒，或因烦劳郁怒而加重，舌红，苔黄，脉弦。

证机概要：肝阳化风，上扰清窍。

治法：平肝潜阳，清风息火。

代表方：天麻钩藤饮加减。常用药：天麻、钩藤、石决明平肝潜阳；牛膝、杜仲、桑寄生补益肝肾；黄芩、山栀子、菊花清肝泻火；白芍柔肝滋阴。

若肝火上炎，头晕头痛，口干目赤，烦躁易怒者，可加龙胆草、菊花、牡丹皮等以增强清肝泄热之力，或选用龙胆泻肝汤加减。如大便秘结可加用当归龙荟丸以泄肝通腑。如眩晕急剧，泛泛欲呕，手足麻木，甚则震颤，筋惕肉𬌩，有阳动化风之势者，再可加龙骨、牡蛎、珍珠母等以镇肝息风，必要时可加羚羊角以增强清热止痉之效。如兼见腰膝酸软，遗精疲劳，脉弦细数，舌质红，苔薄或无苔，则属于肝肾阴虚，肝阳上亢，可选用育阴潜阳法，可用大定风珠。

二、痰湿壅盛

证候：头晕头痛，头重如裹，胸闷恶心，食少多寐，呕吐痰涎，形体肥胖，苔白腻，脉濡滑。

证机概要：痰浊中阻，上蒙清窍，清阳不升。

治法：燥湿祛痰，健脾和胃。

代表方：半夏白术天麻汤加减。常用药：半夏、陈皮健脾燥湿化痰；白术、薏苡仁、茯苓健脾化湿；天麻化痰息风。若头晕较甚，呕吐频作者，可加生代赭石、竹茹、生姜以镇逆止呕。若脘闷纳呆，可加砂仁、白豆蔻以芳香和胃；若痰郁化火，头痛头胀，心烦口苦，渴不欲饮，苔黄腻，脉弦滑者，可加黄连、黄芩等苦寒燥热之品以化痰泄热。

三、瘀血阻滞

证候：眩晕头痛，头痛经久不愈，痛如针刺，痛有定处，时有心前区疼痛，口唇发绀，舌暗有瘀斑，脉细涩。

证机概要：瘀血阻络，气血不畅，脑失所养。

治法：祛瘀生新，活血通窍。

代表方：通窍活血汤加减。常用药：川芎、赤芍、桃仁、红花活血化瘀，通窍止痛；白芷、石菖蒲通窍理气；当归活血养血；地龙、全蝎活血通络止痛。可酌加郁金、石菖蒲、细辛、白芷以理气宣窍，温经通络。头痛甚者，可加全蝎、蜈蚣、地鳖虫等虫类药以收逐风邪，活络止痛。久病气血不足，可加黄芪、当归以助活络化瘀之力。

四、肝肾阴虚

证候：眩晕头痛，头痛且空，腰膝酸软，耳鸣健忘；或五心烦热、失眠多梦、舌红，少苔，脉细数。

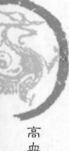
高血压的中西医结合防治

证机概要：肾阴不足，水不涵木，阳亢于上。

治法：滋养肝肾。

代表方：杞菊地黄丸加减。常用药：枸杞子补肾益精，养肝明目；菊花善清利头目，宣散肝经之热。熟地黄滋阴补肾，填精益髓；山茱萸补养肝肾，并能涩精；山药补益脾阴，亦能固精，三药相配，滋养肝脾肾，称为"三补"。以补肾阴为主，补其不足以治本。配伍泽泻利湿泄浊，并防熟地黄之滋腻恋邪；牡丹皮清泄相火，并制山茱萸之温涩；茯苓淡渗脾湿，并助山药之健运。三药为"三泻"，渗湿浊，清虚热，平其偏胜以治标。

五、阴阳两虚

证候：头晕头痛日久，头晕眼花，少寐多梦，耳鸣健忘，神疲乏力，腰膝酸软，夜尿频多，两目干涩，视力减退；或五心烦热、舌红少苔，脉细数；或面色白，形寒肢冷，舌淡，苔白，脉细沉。

证机概要：阴损及阳，阴阳两虚，髓海失养。

治法：滋阴助阳。

代表方：左归丸加减。常用药：熟地黄、山茱萸、山药滋阴补肾；龟板、鹿角胶、紫河车以补肾阳，填精益髓；杜仲、枸杞子、菟丝子补益肝肾；牛膝强肾益精。

若五心烦热，舌质红，脉弦细数，属阴虚内热者，可加炙鳖甲、知母、黄柏、牡丹皮、菊花、地骨皮等以滋阴清热。若头晕较甚，阴虚阳浮者，可加龙骨、牡蛎、珍珠母等以潜浮阳。若肾失封藏固摄，遗精滑泄者，可加芡实、莲须、桑螵蛸以增强固摄之效；若兼见失眠多梦、健忘等，可加酸枣仁、柏子仁等交通心肾，养心安神。

然而临诊患者常常表现为多脏器受累虚实夹杂，基于发病机制的认识，补肾平肝潜阳常常立为治疗之大法，并基于兼证辅以祛风、化瘀、豁痰、息风等药。此外，"风"在外邪等标实证候中是一个主要致病因素。外风导致高血压之说目前尚未形成系统理论体系，并且没有得到临床的重视，正确应用祛风法防治高血压应该成为高血压防治中的重要一环，常用药物有羌活、防风、桑叶、柴胡、白芷、藁本、蔓荆子等。并需注意洞察辨识标本缓急及虚实的转化，抓住主要矛盾实施具体的治法方药。

第四节　高血压常用中成药（中西医结合制剂）作用分析

具有一定降压作用或近年来常常应用于高血压防治的中成药,大多源于中医药经典方剂,也有部分是中医药现代研究的新成果,还有一些中西医结合的产品,或用于高血压的预防或与西药结合发挥辅助降压作用和改善症状,常见中成药有珍菊降压片、复方罗布麻片、天麻钩藤颗粒、松龄血脉康胶囊、牛黄降压丸、血塞通胶囊、天麻首乌片、安脑丸、眩晕宁颗粒等。

（一）珍菊降压片

珍菊降压片是一种中西医结合复方降血压药物,主要成分为野菊花膏粉、珍珠层粉、盐酸可乐定、氢氯噻嗪、芦丁。本品具有显著的降压镇静作用,加入的中药部分,可增强降压活性,延长降压时间,抑制 P-R 间期延长,改善内皮功能,可使血浆脑钠肽水平下降,具有一定的改善心功能的作用。

（二）复方罗布麻片

复方罗布麻片也是一种中西医结合的降血压药物,主要包含罗布麻叶、野菊花、防己、三硅酸镁、硫酸双肼屈嗪、氢氯噻嗪、盐酸异丙嗪、维生素 B_1、维生素 B_6、泛酸钙等成分。本品适用于伴有烦躁、易怒、头痛等表现的中青年高血压患者。研究报道,其具有明显持久而稳定的降压效果,且作用迅速,又因其含有丰富的钾盐,故也有利尿作用,能增加尿素、氯化钠的排泄量和尿量,尤其对肾性高血压的降压作用更为明显,其降压机制可能是抑制了血管运动中枢,从而引起周围血管舒张,外围阻力减低。

（三）天麻钩藤颗粒

天麻钩藤颗粒为经典方剂天麻钩藤饮制成的颗粒剂药物,包含天麻、钩藤、石决明、栀子、黄芩、牛膝、杜仲（盐制）、益母草、桑寄生、首乌藤、茯苓等药物成分。具有平肝息风、清热安神之功效,主治肝阳上亢所引起的头痛、眩晕。研究显示,天麻钩藤颗粒联合硝苯地平治疗老年高血压患者可显著降低炎性因子水平,并可改善血管内皮功能和炎症反应。

(四)松龄血脉康胶囊

松龄血脉康胶囊由葛根、珍珠层粉、鲜松叶等药物制成。平肝潜阳,镇心安神,具有降压和调血脂作用,用于肝阳上亢所致的头痛、眩晕。研究显示,在联合使用左旋氨氯地平和替米沙坦的基础上加用松龄血脉康胶囊,能更有效地降低心率和血压,有效控制血压晨峰现象。

(五)牛黄降压丸

牛黄降压丸由羚羊角、珍珠、水牛角浓缩粉、人工牛黄、冰片、白芍、党参、黄芪、决明子、川芎、黄芩提取物、甘松、薄荷、郁金组成。具有清心化痰、平肝安神之功效。用于心肝火旺、痰热壅盛所致的头晕目眩、头痛。

(六)血塞通胶囊

血塞通胶囊的主要成分为三七总皂苷,具有活血通络、通脉活络的作用。联合缬沙坦可通过降低超敏 C 反应蛋白、白细胞介素 6、肿瘤坏死因子 α 水平抑制炎性反应,减少尿微量白蛋白的排泄。

(七)天麻首乌片

天麻首乌片由天麻、白芷、何首乌、熟地黄、丹参、川芎、当归、蒺藜(炒)、桑叶、墨旱莲、女贞子、白芍、黄精、甘草等成分组成。具有滋阴补肾、养血息风之功效。用于肝肾阴虚所致的头晕目眩、头痛耳鸣。有报道其对早期高血压作用显著。

(八)安脑丸

安脑丸由牛黄、水牛角浓缩粉、珍珠、朱砂、黄连、郁金、冰片、石膏等十余种中药制成。根据传统的中医药理论,对古方安宫牛黄丸重新组方,具有清热解毒、镇静息风之功效。有研究表明,其可减少大鼠脑梗死区边缘神经元细胞凋亡数量,改善神经功能。对肝火亢盛型高血压的疗效最佳。

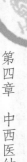

（九）眩晕宁颗粒

眩晕宁颗粒主要成分为泽泻、白术、茯苓、陈皮等，功效为健脾利湿，益肝补肾，用于痰湿中阻、肝肾不足引起的头昏、头晕等症。有研究显示其对血压具有双向调节作用。

第五节　中医四时养生观与高血压防治

目前对于高血压的治疗，包括药物治疗和生活方式的干预，后者包括限盐、限酒、减轻体重、规律运动、心理平衡、合理膳食等措施，是高血压治疗的基石，是高血压长期治疗不可缺少的手段。中医对于高血压的干预治疗，除了辨证施治以外，也提倡按照中医养生的相关理论进行整体调节，能够改善生活质量并且控制高血压的发生发展。中医养生是以传统中医理论为指导，遵循阴阳五行、生化收藏之变化规律，对人体进行科学调养，以保持生命健康活力。

《黄帝内经》中提出的"顺四时而适寒暑"的四时养生理论，是在天人相应整体观指导下，总结先秦诸子百家养生经验后提出的，它强调养生要顺应自然界的季节气候变化，与天地阴阳保持协调平衡，以使人体内外环境和谐统一。《素问·上古天真论》中指出"法于阴阳，和于术数，饮食有节，起居有常，不妄作劳"，强调的是取法自然界阴阳变化的规律，来调节人体生命活动的节律，以实现法时而养的目的。

四时养生理论中的"春夏养阳，秋冬养阴"的理论思想，其宗旨是人体须顺应自然，顺应四时阴阳变化这个根本规律。根据人体阴阳的具体情况采取相应措施，以保全五脏之气，使其发挥正常生理功能，这样人们才能健康长寿而少病。随着四时气候春温、夏热、秋凉、冬寒阴阳寒热的消长，万物呈现生、长、化、收、藏的变化，春气生而升，夏气长而散，此地气升浮生长，促使万物由萌芽而繁茂。秋气收而敛，冬气潜而藏，此天气沉降潜藏，导致万物成实或凋落。

"起居有常"则是指合理安排作息，顺应规律，适应四时变化，调节起居。《素问·四气调神大论》在"春夏养阳，秋冬养阴"的原则下，强调生活作息的规律，应随季节变化进行相应的调整，并详细论述了人的正常起居节律。春宜"夜卧早起，广步于庭"、夏宜"夜卧早起，无厌于日"、秋宜"早卧早起，与鸡俱兴"、冬宜"早卧晚起，必待日光"等论述，是通过强调人们不同季节的作息起居、动静规律，说明不同的季节运动养生方式的不同。妥善处理日常生活中的细节，遵守符合养生要求的生理规律，这是防病保健的重要环节。

"食饮有节"是《黄帝内经》饮食养生的重要原则，饮食五味是人体后天生长、发育的重要来源，也是祛邪扶正、延年益寿的重要途径之一。"食饮有节"的"节"主要包括节制和节律两大方面。节制是强调五味合理、寒温适宜及禁忌偏嗜；节律是要求饮食要有时间规律，因时而食、顺时而养。如春季阳气初生，宜食辛甘发散之品，而不宜食酸收之味。故《素问·藏气法时论》说："肝主春……肝苦急，急食甘以缓之，……肝欲散，急食辛以散之，用辛补之，酸泻之。"夏季，伏阴在内，饮食不可过寒，《素问·藏气法时论》说："心主夏，心苦缓，急食酸以收之。"秋季阳气收敛，饮食宜收不宜散，如《素问·藏气法时论》说："肺主秋……肺欲收，急食酸以收之，用酸补之，辛泻之。"冬季阳气衰微，腠理闭塞，很少出汗。减少食盐摄入量，可以减轻肾脏的负担，增加苦味可以坚肾养心，故《素问·藏气法时论》说："肾主冬……肾欲坚，急食苦以坚之，用苦补之，咸泻之。"作息不调，饮食失节都是高血压发生的主要原因，社会节奏加快，生活事业压力大，加班熬夜，饮食不规律，加之膳食结构不合理，喜油腻、重口味；不少人还有吸烟、喝酒等不良嗜好。中医养生理论强调顺应四时规律，通过调整饮食起居，摒弃不健康、不科学的生活方式，不过度熬夜、坚持锻炼，清淡饮食、戒烟少酒，从而能达到控制血压的目的。

此外，《素问·四气调神大论》详细论述了在四时调养形体的同时要注意精神的调养，应当顺应四时气候变化，从而调摄身心。形神共养，形是指人体的脏腑身形，神指脏腑的功能活动及精神意识思维活动。神由有形之精所化，是人体躯体、生理、心理三者的有机结合。人体的健康是指形体、心理、精神状态多方面的健康，即形体无病痛之忧，神思无偏造之苦，身心和谐的健康状态。情志失调是高血压发生的主要病因之一，情绪对血压的影响较大，如"大怒则形气绝，而血菀于上，使人薄厥"。喜怒不节则伤脏，而心、肝、脾、肺、肾的损伤均可导致"眩晕""头痛"的发生，所以说情志内伤是高血压产生的重要病因。因此，中医注重情志养生，保持情志条畅，情志条达则脏腑功能正常，人体气血通畅。

高血压的中医病机多为肝肾阴虚，肝阳上亢所致，可遵循四时养生理论，调节阴阳，使之阴平阳秘，对于高血压则能达到治病求本的目的。

春季谓之"发陈"，此时正是自然界万物复苏、欣欣向荣、乍暖还寒之际，人则应顺春季的生发之势，晚睡早起，宽衣散发不拘形体，以轻柔舒缓的运动为主，采用舒缓的方式放松身体，以调气血，吐故纳新。趁此春阳生发之机会，赏花踏青、陶冶性情，保持精神愉悦，使精神和志气随外在环境的生发之势一同勃发。在饮食方面，需避免酸涩之物、不过用辛热升散之品。

夏季谓之"蕃秀"，此间阴阳之气相交，万物生长繁盛，秀美茂密，人们应坚持晚睡早起，辅以子午觉避热消疲，促使体内的阳气向外散发，以顺应夏季养长之气；择清晨或傍晚适当运动，可出汗，但要适度；不可贪凉、以冷制热，应以热除热，如饮热茶、洗热水澡等；尽量使得心情舒畅，做到清心寡欲，神清气和，不因琐事而烦扰，不可大悲过喜，方可保持阳气宣泄通畅不受阻滞。在调整饮食方面，清热利湿的时令果蔬为上佳，进补时宜选清淡滋阴进补法，且以含脂类、糖分较低且含高膳食纤维、蛋白质的食物为主，又即多食用总热量较低的清补类膳食。

秋季，古人称之为收容平藏之季，在生活起居方面，人们应早睡早起，活动时以静为主，适度运动以避免大汗，宜配合养肺功健体，防范秋之肃杀对人体的侵袭。秋在阴阳中属阴，七情中应悲，调养情志时应秉承平常心，培养乐观情绪，防止过于忧悲，以保持精神情志的安宁，收敛精神情志而不至外散，使秋气平定，肺气清肃，以顺应秋气，"收"纳人体之气。在饮食上则应注重少食辛燥，宜清淡，增食酸品、滋阴润肺，常以粥食羹汤进补。

冬季是紧闭坚藏的季节，天地间的阳气深藏，万物蛰藏，为生机潜伏。在人体则表现为阳气内盛外虚，而阴气至盛的状态，以为次年春生做准备。冬季养生，重在"养藏"，表现在生活起居上即为顺应冬季阴阳规律早睡晚起，如此可增强机体抵抗能力，藏神于内，保持精神情志安宁而不躁动，安静自若且少私寡欲；注意保暖御寒，防止寒邪入体，如同潜伏起来一样，尽量保持身体温暖，减少寒冷气候对人体的刺激；冬季锻炼应适度，宜选择有氧运动，避免过多出汗，以免损伤正气。冬季调养，饮食上以护阴潜阳为原则，少食燥热辛辣，需减咸增苦，注重补肾温阳，进补以固元。

高血压的中西医结合防治

第六节　高血压的中西医结合认识思路

　　中医学、西医学各自通过不同的方法探索对高血压的认知，西方医学在自然科学发展的推动下着重基于实验观察，进行逻辑推演认识阐述人体的生理和病理特征。从1628年，英国著名的生理学家和医生威廉·哈维（William Harvey）提出了"血液循环学说"，到1906年俄国外科医生尼古拉柯洛特（Korotkoff）建立现代血压测量方法以来，西医学对血压与健康关系的认识经历了曲折的过程，同时也为人类认识高血压开启了新的里程。然而，当时虽然已经能测量血压，但对于血压的生理病理意义认识仍很局限。曾在相当长一段时期西方医学界普遍认为，人的动脉会随着年龄老化而硬化，因此，需要更高的血压让血液通过狭窄的血管。高血压是人的重要代偿，不应该干预。美国前总统罗斯福的血压曾长期波动在200/100mmHg上下，但未能得到重视和应有的治疗与控制，并于1945年4月12日不幸死于脑出血。之后引起高度重视并促进近代医学史上最伟大的研究之一：Framingham研究开启了高血压相关更加深入的系列研究，并逐步形成针对心脑血管危险、发病机制等较为成熟的理论认识及系列的逐渐完善的治疗方案，如前几章关于病因、发病机制、西医治疗的阐述，然而由于理论体系和认知方法的特性，西医学越来越深入的微观认识理论，虽然促进了高血压防治的进展，但大量的临床实践也反映出微观认识论的部分局限性。

　　中医学一直从宏观的角度认识疾病，注重从整体角度理解机体的生理功能和病理变化，将人与自然合为一体，用动态的哲学观引导，总结生理过程和病理变化的规律，并将此病视为机体整体异常的局部表现，将整体与局部有机结合形成了特色的认识体系。治疗上强调整体调节，因人、因时、因地制宜，通过调节脏腑、阴阳、气血平衡，以恢复机体稳态和自我修复能力为任。特别是中医理论在强调"治未病"的指导思想指导下，对于高血压前期即中医学的未病欲病态的认识理论，"未病防病，既病防变"对于本病的防治发挥出独特的优势。

　　总之，西医学关注"病"，中医学关注"人"，"中西医结合"无疑能够显著提升认知能力并有可能找到更有效的解决方案。中西医理论结合在临床应用上互补互用,以及中西医结合复方制剂在临床实践中的有效应用,都为高血压的防治提供了中国式思路和特色。中医学"未病防病,既病防变"的治未病思想与西医学有关"高血压一级预防理念"的结合,提升了现代模式的高血压全程管理内涵。对于早期高血压特别是正常高值(高血压前期),发挥中医学调气血、和脏腑、平阴阳的特色,避免临界状态下西医用药的困惑和矛盾,提高患者的接受度。多系统多脏器并发症并存的状态下,发挥中医学整体观、多途径多靶点作用特点,与西医精准靶点治疗特点的中西医结合模式,为治疗复杂性顽固性高血压提供了更有效的方案。

随着医学社会特性的发展,尤其是在精准医学"个性化医疗"的现代医疗模式下,进一步探索中西医理论的结合点,中西医在高血压防治的临床应用结合点,将会为更好、更有效防治高血压提供新的路径和方案。

第七节 高血压的中西医结合治疗优势与典型案例分析

一、中西医结合治疗优势

(一)中西医结合治疗高血压增效减副的优势作用

耐药现象和副作用是高血压西药长期治疗中的困惑。诸多研究表明,中西医结合治疗不仅可提高临床疗效,对靶器官损伤亦有治疗或预防作用。在高血压心脏病、高血压脑出血、高血压早期肾脏损害、高血压伴动脉粥样硬化的临床研究中,均表明中西医结合治疗组临床疗效优于单纯西药治疗对照组,且对心功能损伤、脑出血、肾脏损伤抑或血管硬化的改善或治疗作用优于单纯西药治疗组。

中西医结合治疗难治性高血压的实践就是一个很好的典范。所谓难治性高血压是指,在改善生活方式的基础上,应用了足够剂量且合理的3种降压药物(包括利尿剂)后,血压仍在目标水平之上,或至少需要4种药物才能使血压达标,为难治性高血压,占高血压患者的20%~30%。难治性高血压的治疗是现代医学在高血压治疗过程中常常遇到的棘手问题。在原有西药治疗基础上,若配以中药治疗、整体调节,不仅可提高治疗疗效，亦可预防或延迟耐药性的产生。诸多临床研究均已证实中西医结合治疗难治性高血压的优势所在。值得一提的是，利尿剂是难治性高血压治疗中的基本用药，但长期或大剂量利尿剂的使用易导致电解质的紊乱、糖代谢异常、肾功能损伤等。中西医结合治疗不仅可在控制西药用量的基础上而达到降压目的，还可有效地缓解心、脑、肾等重要脏器的慢性缺血症状，延缓或减少靶器官损伤。

此外，高血压治疗中经常出现血压虽控制尚可，但患者依旧被耳鸣目眩，或头胀如裹，或肢体水肿等不适症状所困扰；或因功能失调所致；或因长期服用降压药物所致，不论何因，都为西药治疗带来不少困惑。结合中医药治疗，充分发挥中医辨证论治优势，整体调节，平衡阴阳，调和气血常常能起到减缓，甚至消除不适症状，提高患者生活质量的作用。

（二）中西医结合治疗伴随代谢紊乱高血压的优势作用

代谢综合征（MS）是指人体的蛋白质、脂肪、碳水化合物等物质发生代谢紊乱的病理状态，是一组复杂的代谢紊乱症候群。主要表现为中心性肥胖、胰岛素抵抗、糖代谢异常、脂代谢紊乱和高血压。MS 是导致糖尿病及心脑血管疾病的危险因素，有研究显示 MS 患者 10 年心血管病危险性较无 MS 患者增加了 1.85 倍，缺血性和出血性脑卒中的危险性分别增加 2.41 和 1.63 倍，且随着年龄的增高 MS 发病率逐年上升。高血压伴 MS 发病率高达 47.9%，而伴有 MS 的高血压患者比无 MS 的高血压患者的心血管风险高出 1 倍。对于伴随 MS 的高血压患者，不但要控制血压，还要同时降低患者其他的心血管风险。研究表明许多中药在降压的同时还具有降低血糖、血脂，改善胰岛素抵抗等功能。中医药与西医降压药物联合使用不仅可以降低血压，还可通过发挥中医治疗多靶点、多通路的作用特点，从整体出发，有效地改善其血糖、血脂代谢紊乱，改善其临床症状，提高其生活质量。

（三）中西医结合治疗老年性高血压的优势作用

老年性高血压常以单纯性收缩压增高、脉压增大、血压波动大为特点，容易发生直立性低血压。西医降压药物具有降压迅速、降压效果强的特点，对于老年性高血压中常见的收缩压高而舒张压不高甚至低的单纯收缩期高血压（ISH），单独使用常规降压药物容易引起舒张压过低情况，导致不良反应发生，甚至危及生命。

中医药治疗具有作用稳定、缓和的特点，临床治疗中可根据其病情变化及临床表现，采用小剂量的降压药物结合中医治疗，以共同达到稳定降压的作用，又防止低血压的发生。诸多研究指出，中西医结合治疗老年高血压，其降压效果优于单纯西药治疗，且降压效果作用时间较长，不良反应的发生率也明显下降，并能够显著缓解眩晕、头痛、失眠等临床症状。此外，老年高血压因其特殊的年龄群体而具有区别于其他年龄阶段高血压的临床特征，常伴随冠心病、糖尿病、肾病、血脂异常等多种并发症，严重影响着老年患者的身心健康。采用西医降压药物配以中医药治疗，发挥中医药具有的多途径、综合治疗等作用特点，可增强对并发症的防治，预防和减轻高血压的靶器官的损害。已有研究表明，使用含有丹参和红花的丹红注射液结合常规西医降压药物治疗老年高血压患者，在降低血压的同时降低了血肌酐和尿素氮水平，减缓和改善了高血压导致的肾功能损害，其疗效明显优于单纯西药治疗。另有研究发现，使用辨证加减的中药汤剂结合常规西药降压及心力衰竭等治疗，能够显著改善老年高血压伴心力衰竭的临床症状，且每搏输出量、左心室射血分数、左心室舒张末期内径等心功能指标也优于单纯西药治疗组。

中西药联合用于老年高血压患者的治疗，既可平稳持久降低血压，缩小脉压，有效改善患者的临床症状，又能预防和减轻高血压靶器官的损害，其近期疗效与远期获益均优于单纯中药或单纯西药治疗。中西医联合治疗老年高血压具有重要的临床价值和社会价值。

（四）中西医结合治疗高血压前期的优势作用

西医非药物治疗与中医治未病理念相结合对于高血压前期治疗具有突出优势。高血压前期，是指高血压"病未成，已有征兆"的高血压"未病"阶段。中国传统医学早在《黄帝内经》时期就已提出了"治未病"的学说，《素问·四气调神论》论述："圣人不治已病治未病，不治已乱治未乱。"高血压前期，即高血压的"未病"状态，根据其临床症状，辨证论治可采用平抑肝阳、疏肝解郁、祛风息风、化痰祛瘀、清肝益肾等治疗方法早期干预。

中医药具有降压作用缓和、不良反应和副作用较小等优势，根据不同的个体辨证施治，与西医改善生活方式等非药物治疗方式结合，既避免了使用降压药物产生的不良反应和副作用，也能够降低高血压前期患者的血压和改善其症状，从而取得较好的治疗效益。

二、典型案例分析

案例 1. 单纯收缩期高血压

陈某，男，82 岁。2016 年 11 月 3 日初诊。有高血压病史二十余年，平日服用替米沙坦 20mg，氢氯噻嗪 20mg，门冬氨酸氨氯地平片 5mg，每日 1 次，口服，舒张压偏低，间断不规则服用药物。近两年来血压基本维持平稳。近 3 个月血压波动大，收缩压均值为 185～200mmHg，并伴有明显自觉症状，头晕伴胸闷、心悸。夜尿频 4～5 次，下肢乏力，寐差，常因便秘使用开塞露。先后在岳阳中西医结合医院及崇明分院住院治疗，经药物调整治疗后舒张压更低了，自觉更难受，故来我处就诊，诊室血压 190/50mmHg。舌质暗红，苔光，脉弦滑。辨证：肝阳上亢、肾虚风扰。治则：清肝益肾祛风。药用：川芎 15g，柴胡 15g，黄连 3g，黄芩 15g，炒麦芽 15g，羌活 15g，防风 15g，煅瓦楞子 15g，天麻 10g，蔓荆子 15g，夏枯草 30g，益母草 30g，车前子 30g，石决明 30g，川牛膝 15g，黄精 15g，神曲 15g，萆薢 15g，豨莶草 15g，甘草 10g，桑寄生 15g，生姜 9g。14 剂，水煎服，早晚饭后服用。

二诊：2016 年 11 月 17 日。诊室血压 170/70mmHg，夜尿频略改善，大便畅，舌暗红边紫，苔光，脉弦滑。在前方的基础上去萆薢、豨莶草，加丹参 15g，水蛭 6g，栀子 10g。14 剂，水煎服，早晚饭后服用。

三诊：2016 年 12 月 1 日。诊室血压 150/70mmHg，头晕减轻，血压偶有不稳，10:00 较高，舌红，苔光，脉弦滑。根据患者症状及舌象变化，调整处方：胆南星 10g，龙胆草 15g，夏枯草 30g，益母草 30g，车前子 30g，黄精 15g，黄芩 15g，石决明 30g，川牛膝 15g，桑寄生 15g，天麻 10g，钩藤 15g，黄连 6g，吴茱萸 7g，地骨皮 15g，土茯苓 30g，麦冬 15g，黄芪 15g，蔓荆子 15g，生地黄 15g，甘草 10g，神曲 15g，生姜 9g。14 剂，水煎服，早晚饭后服用。

四诊：诊室血压为 140/78mmHg，自行家中测血压 140～150/70～80mmHg。维持以上治则，持续观察半年，血压平稳。

按语：患者属于老年人常见单纯收缩期高血压，脉压＞40mmHg，属于脉压增大。患者服用降压药的目的是控制血压在正常范围。但临床上，常常发现收缩压降低了，舒张压降得更低，偏离正常范围。如何将单纯收缩期高血压患者的收缩压降至正常范围，

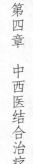

很多患者在反复调整高血压药物后，寻求中医药治疗。高血压对应中医学中的眩晕、头痛等病名，主要涉及肝、肾两脏。肝主疏泄，肾主闭藏。现代社会人们生活节奏快，精神紧张，肝疏通、条达、升发等易受影响。如疏泄太过，则表现为烦躁易怒、头晕胀痛、失眠多梦等。结合老年人肾中精气逐渐衰退，脏腑功能减退，更易出现上述肝亢肾虚的症状。通过中医辨证论治后，应用清肝益肾祛风法经过几次调治，血压趋于正常，情绪稳定，生活质量得到显著提高。此外，临近冬季，天气变寒，老年人血管舒张适应性和自我调节能力下降，风寒外袭常常是血压波动增大的重要诱因，故在清肝益肾基础上加祛风之药，获满意疗效。

案例2. 单纯收缩期清晨高血压

李某，女，61岁。2016年1月30日初诊。有高血压病史7年余，平日晨起服用硝苯地平片20mg，诊室清晨血压及自测清晨血压均在170/80mmHg。近一年来反复出现头晕、头胀等不适症状，予当地医院就诊后，根据医嘱停用硝苯地平片，改用替米沙坦及苯磺酸氨氯地平片，清晨血压升高未见明显改善，诊室血压均在160～170/80mmHg。自觉头晕症状亦未明显改善。今日来我处就诊，诊室血压174/76mmHg，时有烘热汗出，夜尿频，睡眠欠佳。舌质暗紫，苔白，脉弦滑。辨证：肝肾阴虚。治则：清肝益肾祛风。药用：当归15g，知母10g，黄柏15g，川芎15g，生栀子15g，神曲15g，香附10g，夏枯草30g，益母草30g，黄精15g，白蒺藜15g，车前子15g，石决明30g，合欢皮15g，夜交藤15g，怀牛膝15g，甘草10g。14剂，水煎服，早晚饭后服用。

二诊：2016年2月13日。上午8:30，诊室血压：145/70mmHg，自觉头晕、头胀及烘热汗出基本缓解，夜尿1次，大便畅，舌暗红边紫，苔光，脉弦滑。在前方的基础上去怀牛膝，加川牛膝15g，黄芩15g，石菖蒲15g。14剂，水煎服，早晚饭后服用。

三诊：诊室血压为138/76mmHg，家中自行测清晨血压130～140/70～80mmHg。维持以上治则随证加减，观察半年，血压平稳，自觉症状消失。

按语：清晨高血压指老年患者清晨醒后1h内的家庭自测血压或起床后2h的动态血压记录≥135/85mmHg，或6:00～10:00的诊室血压≥140/90mmHg。该女性患者晨起后血压偏高，属于清晨高血压。既往服用短效硝苯地平片后血压能缓解，但头晕、头胀症状未改善。调整用药，服用替米沙坦及苯磺酸氨氯地平片，属于ARB与CCB联合用药，但因患者为清晨高血压，长效高血压药物未能明显改善血压。晨峰高血压在中医证型中以肝火亢盛居多，老年原发性高血压大多元气始衰，肾阴不足，肝阳有余，故更常见阴虚阳亢之证。风阳上扰清窍，所以出现头晕、头胀。肾阴不足，阴虚内热，迫热外泄，故时而烘热汗出；肾气虚，封藏固摄失职，膀胱失约，夜尿频。经辨证论治后，应用清肝益肾祛风法则，烘热汗出基本缓解。随证加减，观察半年，自觉症状消失，血压平稳。

案例 3. 高血压合并冠心病支架术后

杨某，女，67 岁。2016 年 7 月 21 日初诊。高血压 5 年余，外院心脏支架术后 3 年，平日服用坎地沙坦酯片、氯吡格雷及阿托伐他汀钙。近 1 个月来血压不稳定，自测血压常波动于 160～170/80～90mmHg，时头晕，心悸、胸闷，诊室血压 160/84mmHg。诉遇生活琐事易紧张，时有腰酸烘热汗出，睡眠可，大便畅，小便正常。舌暗红，苔黄白，脉弦滑。辨证：肝肾阴虚，气虚血瘀。治则：清肝益肾祛风，活血祛瘀。药用：川芎 15g，柴胡 15g，黄连 3g，羌活 15g，防风 15g，黄精 15g，当归 15g，知母 10g，黄柏 15g，鳖甲 10g，怀牛膝 15g，蔓荆子 15g，豨莶草 15g，神曲 15g，钩藤 15g，天麻 10g，生龙骨 30g，甘草 10g，益母草 30g，生姜 10g。14 剂，水煎服，早晚饭后服用。

二诊：2016 年 8 月 4 日。血压 136/70mmHg，时有头晕，烘热汗出缓解，心悸、胸闷较之前减轻，舌暗红，苔腻，脉弦滑。根据患者症状及舌象变化，调整处方：半夏 15g，生白术 15g，天麻 10g，党参 15g，黄芪 30g，橘红 15g，黄柏 15g，知母 10g，干姜 10g，苍术 10g，泽泻 30g，茯苓 15g，神曲 15g，赤芍 15g，郁金 15g，黄芩 15g，鳖甲 10g，石决明 30g，龙骨 30g，生姜 10g。14 剂，水煎服，早晚饭后服用。维持以上治则，观察半年，血压平稳，自觉症状消失。

按语：老年女性，近 1 个月多次测血压 160～170/80mmHg，心脏支架术后，诊断为高血压 2 级，极高危。支架术后，气血耗伤，血属阴，藏于肝，血虚不能上荣头面，则眩晕。因生活琐事，精神情志失调，气火上逆导致阳亢，肝阴耗伤发展为阴虚阳亢。"乙癸同源"，阴阳互损，肝肾不充，血虚生风，通过滋肾清肝增阴液，肝气疏，肾水得充，血行风自灭。二诊后头晕、心悸、胸闷明显改善，腰酸、烘热、汗出基本缓解。随访半年未再复发。

案例 4. 高血压合并代谢综合征

张某，男，42 岁。2005 年 10 月 24 日就诊。患者素有高血压、高脂血症病史 3 年。嗜食肥甘厚味。间断服用降压、调脂西药，效果不佳，近半个月反复出现头晕、头痛。刻下：形体肥胖，颜面略潮红，急躁易怒，时有脘腹胀满，口干欲饮，气短乏力，易疲

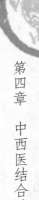

劳，夜寐欠安，大便稍干结；舌质暗红，苔薄黄根腻，脉弦滑。检查：血压 160/100mmHg；心电图示心肌供血不足；B 超显示中度脂肪肝；实验室检查示三酰甘油 3.6mmol/L，总胆固醇 8.2mmol/L，低密度脂蛋白 5.6mmol/L，空腹血糖 7.8mmol/L。西医诊断为高血压、代谢综合征；中医辨证属脾失健运，散精失司，物不归正，湿浊郁热内停；治以健脾升清、清热化浊。处方：生黄芪 30g，生蒲黄（包）15g，制大黄 20g，泽泻 10g，黄连 10g，天花粉 30g，郁金 10g，生山楂 20g，酸枣仁 15g，远志 10g，生龙骨 30g，生牡蛎 30g，天麻 15g，钩藤 15g，生甘草 6g。服汤药期间，嘱少食肥甘厚味，以清淡饮食为主；正规服用降压和调脂西药，配合适当运动。

上方服用 10 剂后血压恢复正常，头晕、头痛诸症即消失。随症加减继续服药 2 个月后，血压稳定在 130/80mmHg 左右，复查三酰甘油 1.58mmol/L，总胆固醇 4.16mmol/L，高密度脂蛋白 1.57mmol/L，低密度脂蛋白 3.2mmol/L，空腹血糖及餐后 2h 血糖均在正常范围；心电图正常；B 超显示脂肪肝明显减轻。随访至今，病情一直稳定。

按语：早期的代谢综合征多胃强脾弱，脾之气化功能不足，兼夹热郁、痰湿、血瘀等为患；治疗以益气散聚汤为主，益气健脾，清热燥湿，除浊祛瘀，化物归正，促使葡萄糖和脂质的正常代谢，故可收效（引自王文健治疗经验）。

案例 5. 高血压 1 级合并心律失常

张某，女，35 岁。2016 年 3 月 17 日初诊。患者发现血压升高 3 个月，心动过速射频消融术后 1 个月。发现血压升高后，服用缬沙坦胶囊 80mg，每天 1 粒，诉开始服用后自觉心悸加重，血压控制并不理想，遂自行停药。至外院就诊，心动过速，行射频消融术治疗，治疗后初心悸症状改善，不久又时觉心悸不宁。诉近期头晕胀痛，胸闷心悸，遇事易紧张、焦虑，汗出，睡眠不实，二便可，舌暗红，苔白，脉数。刻下：心悸明显，胸闷、头晕，低声细语，二便可，胃纳可，睡眠差。心率 120 次/分，诊室血压 148/100mmHg。西医诊断：心律失常射频消融术后，高血压 1 级。中医诊断：眩晕、心悸。辨证为肝肾阴虚，水火不济。治以养心安神，滋阴清热。处方：天冬 15g，麦冬 15g，酸枣仁 15g，柏子仁 15g，当归 15g，生地黄 15g，丹参 15g，玄参 10g，桔梗 10g，石菖蒲 10g，茯神 15g，远志 10g，黄芪 30g，党参 15g，夜交藤 15g，益母草 30g，石决明 30g，龙骨 30g，五味子 10g，甘草 10g。7 剂，水煎服，早晚饭后服用。西药缬沙坦胶囊改为每天 40mg。

二诊：2016 年 3 月 24 日。上述诸症好转，头胀痛明显减轻，心悸及紧张感仍时有发作。舌暗红，苔白，脉滑。诊室血压 138/78mmHg。平素自测血压收缩压 128～140mmHg，舒张压 80～95mmHg。守上方加珍珠母 30g，合欢皮 15g。继服 7 剂。

三诊：2016 年 3 月 31 日。头晕胀痛感加重 1 周，心悸不适减少。舌暗红，苔白，脉滑。方用清肝益肾汤合天王补心丹加减：川芎 15g，柴胡 15g，黄连 3g，黄芩 15g，黄精 15g，羌活 15g，防风 15g，蔓荆子 15g，生代赭石 15g，夏枯草 30g，益母草 30g，磁石 30g，生白芍 15g，白术 15g，玄参 10g，五味子 10g，夜交藤 15g，葛根 20g，甘草 10g。7 剂，水煎服，早晚饭后服用。

四诊：2016 年 4 月 7 日。头晕、头胀痛明显减轻，偶心悸。自觉紧张感减轻，心情愉悦。舌暗红，苔白，脉滑。诊室血压 125/85mmHg。守上方加黄芪 15g，桔梗 10g，酸枣仁 15g。7 剂，水煎服，早晚饭后服用。

五诊：2016 年 4 月 14 日。无明显头晕、头胀，心悸少发。随访 1 个月，血压控制平稳，未服西药，无明显头晕、心悸。半年后，患者因突发意外，血压升高，心悸反复，遂又至门诊就诊，分析病因病机，予清肝益肾祛风法调理，诸症得缓。

按语：该患者平素易紧张、焦虑，可见其交感神经易兴奋，遂出现心悸、胸闷、汗出、血压升高等不适。患者为文秘工作者，工作压力大，易耗伤心神，心之气血不足，心失所养发为心悸；久则心火不能下降于肾，肾水无以心阳温煦，水火不济，心肾不交。又因情绪易紧张，肝的疏泄功能受其影响，气滞血瘀，心气失畅，均可发为心悸。心、肝、肾三脏受损，治以天王补心丹合清肝益肾祛风复方，先用天王补心丹滋养心肾，安神定志，后合清肝益肾祛风复方清肝火，祛风邪，补肝肾，心神得养，心肾相交，肝气畅达，血压顺降。若肾精亏耗者，可加龟板、熟地黄、知母、黄柏等滋阴降火，若兼有瘀或瘀热甚者，加桃仁、红花、郁金、牡丹皮或通窍活血汤活血化瘀，通窍止痛。若神疲乏力、气虚甚者加黄芪、党参等益气行血。

案例 6. 围绝经期高血压

宋某，女，56 岁。2015 年 12 月 28 日初诊。患者时头晕 1 年余，加重伴汗出 3 个月。患者于 1 年前无明显诱因出现头晕头胀，时烦躁易怒，阵发性汗出及烘热，时有腰酸，夜寐差，易醒或入睡困难，胃纳一般，小便尚可，大便偏干。追问病史，患者 1 年前已绝经，近日来易莫名烦躁，情绪易激，不可自控，否认其他内科疾病。舌红，苔少，脉弦细。情绪激动时自测血压最高为 150/90mmHg，诊室间隔 5min 测得两次血压平均值 138/88mmHg。西医诊断：高血压 1 级、围绝经期综合征。中医诊断：眩晕。辨证为

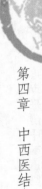

肝肾阴虚,肝阳上亢。治以滋补肝肾,平肝潜阳。处方:川芎15g,柴胡15g,黄芩15g,黄精15g,羌活15g,防风15g,生白芍20g,川牛膝15g,桑寄生15g,石决明30g,夜交藤15g,生龙骨30g,生牡蛎30g,生白芍15g,夜交藤15g,甘草10g,生姜10g。7剂,每日1剂,水煎,早晚分服。

二诊:2016年1月6日。患者头晕症状减轻,睡眠质量略有改善,余症同前,诊室血压130/84mmHg。舌红,苔薄白,脉弦细。守上方加浮小麦30g,继服药1周。

三诊:2016年1月14号。患者头晕、头胀明显好转,偶于劳累后出现,汗出、潮热盗汗略缓解,睡眠明显改善,自诉平素自测血压在125～130/80～85mmHg。诊室血压128/86mmHg。上方减防风、羌活为10g,加茯神10g,淫羊藿10g。继续服药3个月。半年后随访,患者无明显头晕、头胀,围绝经期综合征症状减轻,心情较前舒畅。偶有汗出、烘热。随后3年间,患者间断性中药调理,常用二仙汤、柏子仁汤、六味地黄丸等加减,滋补肝肾,平肝潜阳,血压平稳。

按语:此类患者多为更年期女性,因年岁渐长,肝肾有损,体内脏腑阴阳失和,易肝肾阴虚,虚火上扰为眩。绝经前后,体内雌激素水平逐渐减少、衰退,引起自主神经功能紊乱,出现潮热盗汗、月经改变、血压波动等症状。《素问·上古天真论》曰:"女子……七七,任脉虚,太冲脉衰少,天癸竭,地道不通,故形坏而无子也。"更年期女性,冲任二脉虚衰,调节全身气血的功能紊乱,血管舒缩功能不稳定,可见潮热盗汗、血压波动等。此人群的治疗主要通过补益肝肾,镇肝潜阳,方可达到降压的目的。方用清肝益肾祛风复方加减,侧重补肝肾的治法,若虚火甚者可加龙骨、牡蛎平补肝肾、滋阴降火。烦躁甚者可加珍珠母、磁石、郁金、泽兰疏肝理气,镇肝潜阳;夜寐差者可加夜交藤、酸枣仁、柏子仁、茯神等养心安神、益肾固冲。

案例7. 高血压前期

患者,男,35岁。2016年4月17日就诊。自诉眩晕,呈阵发性,遇风加重,休息后好转,平素急躁易怒,腰酸,五心烦热,偶有失眠,舌红,苔黄,脉弦数。查动态血压示平均值136/86mmHg。西医诊断:高血压前期;中医诊断:眩晕,证属肝肾不足、风阳上扰证。治法:补肝益肾,祛风止眩。处方:柴胡、川芎、羌活、防风、黄精、炒黄芩、桑寄生、川牛膝各15g,黄连6g,夏枯草30g,石决明20g。连服2周后头晕症状明显缓解,血压基本保持正常水平,随访半年未再复发。

按语:初诊时患者眩晕,遇风加重,急躁易怒,腰酸,五心烦热,舌红,苔黄,脉

高血压的中西医结合防治

弦数，符合肝肾不足、风阳上扰的表现，故选用清空膏、三草一精汤、天麻钩藤饮组方来补肝益肾，祛风止眩。本方羌活、防风入太阳，柴胡入少阳，皆辛轻上升，祛风胜湿之药。川芎入厥阴，为通阴阳血气之使。黄芩、黄连苦寒，以羌活、防风之属升之，则能去湿热于高巅之上。石决明有平肝息风之功效，夏枯草以清肝，黄精、桑寄生以益肾、祛风湿，川牛膝则引血下行、活血通络，补益肝肾，诸药共奏清肝益肾祛风之效。

案例 8. 高血压前期

张某，男，30 岁。2017 年 11 月 16 日初诊。患者因头晕、头胀 2 年余，加重半年就诊。近半年来患者常感头晕、头胀，尤以头部两侧为甚，每于工作劳累后加重，休息后症状缓解，时情绪烦躁，腰酸不适。近日，气温骤减，外出受寒后头痛加重。刻下：头两侧胀痛明显，头晕，二便尚可，胃纳一般，入睡困难。舌暗红，苔黄，脉弦滑。诊室血压 130/85mmHg。24h 动态血压（24h ABP）监测提示 24h 平均血压 132/86mmHg。血同型半胱氨酸 11.2μmol/L。工作时间为白班、夜班交替。无烟酒史。有家族高血压病史。西医诊断：高血压前期。中医诊断：眩晕。辨证：肝阳上亢，风寒外扰证。治以平肝潜阳，祛风止痛。处方：川芎 15g，柴胡 15g，黄连 3g，黄芩 15g，黄精 15g，羌活 15g，防风 15g，葛根 15g，川牛膝 15g，夏枯草 30g，益母草 30g，石决明 30g，黄芪 30g，生白芍 15g，夜交藤 15g，甘草 10g，生姜 10g。7 剂，每日 1 剂，水煎，早晚分服。

二诊：2017 年 11 月 23 日。患者头晕、胀痛症状减轻，自诉头脑较前明显清醒，精力充沛，舌暗红，苔黄白，脉弦滑。诊室血压 130/80mmHg，守上方加白蒺藜 15g。继服药 1 周后，诸症消退，血压 120/80mmHg。随访 3 个月，血压控制平稳，未出现头晕、头胀痛等不适。

按语：该患者为高血压前期典型病例。高血压前期患者以中青年男性为高发人群，多因高强度工作和生活压力形成的不良生活习惯所致，如熬夜、缺乏运动、饮食饱饥不当、或喜食肥甘厚腻之品、或烟酒过量等。《临证指南医案》中提出，"内风乃身中阳气之变动"，高强度的工作、社会家庭的压力等各方面累积的压力易使其产生急躁易怒或抑郁不舒等情绪，日久肝郁化火，肝火引动肝阳上亢致头晕、头胀。此外，气温骤减，外风夹寒侵犯头目头痛加重。予清肝益肾祛风治疗获效。

案例 9. 高血压前期

陈某，男，55 岁。2011 年 11 月 26 日初诊。主诉时头晕、头胀 3 月余。近 3 个月来，头晕、头胀时有发作，恶风、汗出，偶腰酸、疲乏无力。舌暗，苔白，脉弦。刻下：血压 138/86mmHg。24h 动态血压监测结果示 24h 平均血压 137/80mmHg，白昼平均血压 143/87mmHg，夜间平均血压 122/66mmHg。既往未服用任何降压药物。处方：川芎 15g、柴胡 15g、黄连 6g、羌活 15g、防风 15g、夏枯草 30g、川牛膝 15g、黄精 15g、石决明 20g、炒黄芩 15g、桑寄生 15g、炙甘草 10g、生姜 9g。7 剂，水煎服，早晚分服。

二诊：2011 年 12 月 3 日。头晕、头胀发作明显减少，程度减轻，舌暗红，苔薄白，脉弦。刻下：血压 126/84mmHg。上方加白蒺藜 15g、桑枝 10g，7 剂，水煎服，早晚分服。

三诊：2011 年 12 月 10 日。头晕、头胀未作，舌淡红，苔薄白，脉弦。刻下：血压 120/76mmHg。上方加生白芍 15g，继服 14 剂。随访 1 年，自述头晕、头胀未作，且自测血压平稳，且 2012 年 11 月 27 日 24h 动态血压监测结果示 24h 平均血压 116/66mmHg，白昼平均血压 120/71mmHg，夜间平均血压 100/60mmHg。

按语：该患者虽有腰酸、疲乏无力等肝肾阴虚之症，然就诊时头晕、头胀时有发作，且兼见恶风、汗出，此为风邪上扰清空之症，属高血压前期初期，因此重在应用川芎、防风、夏枯草等以祛风、息风。二诊时，头晕、头胀偶作，在原方基础上加桑枝以祛风湿，白蒺藜以平肝息风，依旧秉承以祛风、息风为主。三诊时患者头晕、头胀未发作，又在原方基础上加生白芍平肝、柔肝以兼顾固本之效。

案例 10. 高血压前期（1 级）

王某，男，37 岁。2016 年 3 月 26 日初诊。自述血压时有升高 6～7 年，休息放松时正常，未曾服用任何降压药物。近半年头晕、头胀发作增多，劳累后加重，自诉血压不稳，休息好时血压正常，劳累、紧张时有血压增高现象，二便可，舌淡紫，苔白，脉弦滑。诊室血压：138/95mmHg。处方：川芎 15g、柴胡 15g、黄连 6g、羌活 15g、防风 15g、黄芪 30g、夏枯草 30g、益母草 30g、川牛膝 15g、黄精 15g、石决明 20g、炒黄芩 15g、生白芍 15g、合欢皮 15g、炙甘草 10g、生姜 9g。7 剂，水煎服，早晚分服。

二诊：2016 年 4 月 2 日。头痛、头胀发作明显减少，舌淡紫，苔白，脉滑。诊室血压：130/90mmHg。上方加葛根、半夏各 15g。7 剂，水煎服，早晚分服。

三诊：2016 年 4 月 9 日。头痛、头胀 1 周未作。诊室血压 120/82mmHg。上方去葛根、合欢皮，加茵陈、生代赭石各 15g。14 剂，水煎服，早晚分服。随访至今，血压平稳。

按语：患者时有血压升高已6～7年，但休息及正常工作状态下自测血压大多在正常范围，每遇劳累或休息不好时血压增高并伴头晕、头胀症状，患者对服西药有心理负担，我们仍按高血压前期辨证用药，予清肝益肾祛风治疗获效。

案例11. 高血压前期伴代谢紊乱

凌某，男，45岁。2017年11月1日初诊。患者发现血压升高2月余，自测最高血压138/89mmHg，未曾服用任何药物。近2周时感头晕、头胀痛，劳累后加重，时口苦，易疲劳、时脑鸣。刻下：头胀痛伴四肢乏力，口苦，胃纳可，二便可，睡眠不实，舌暗红，苔黄腻，脉滑。诊室血压128/94mmHg。近年体检发现血脂升高、脂肪肝，既往有痛风病史、家族高血压病史。运动频率低。已戒烟5年。辅助检查：血同型半胱氨酸11.6μmol/L，超敏C反应蛋白5.61mg/L。24h动态血压监测结果：24h平均值131/88mmHg，白天平均值136/92mmHg。西医诊断：高血压前期，高脂血症，脂肪肝。中医诊断：眩晕。辨证：肝阳上亢，风阳挟痰上扰。治以平肝潜阳，兼以祛痰。处方：川芎15g，柴胡15g，黄连6g，黄芩15g，半夏15g，羌活15g，防风15g，川牛膝15g，夏枯草30g，益母草30g，车前子30g，石决明30g，甘草10g，生姜10g。7剂，每日1剂，水煎，早晚分服。

二诊：2017年11月8日。患者头痛头胀、口苦等症减轻，疲劳感、脑鸣症状稍改善，舌暗红，苔黄白腻，脉滑。诊室血压125/85mmHg。守上方，继服7剂。

三诊：2017年11月16日。患者诉头晕胀痛感不显，精力充沛，工作效率提高，舌暗红，苔白黄腻。诊室血压124/86mmHg。上方加鸡内金10g。继续服药2周。

四诊：2017年12月1日。诸症消失，舌暗红，苔黄白，诊室血压118/76mmHg。随访至今，血压在正常范围内波动，无不适感。

按语：此患者具有肥胖、血脂异常、高尿酸、脂肪肝等代谢综合征特征，为代谢紊乱，机体气血阴阳失和而引发血压升高，我们按高血压前期辨证用药，治疗获效。

高血压发病病程可分为急性期和缓解期。急性期以风阳、风痰上扰清空为主；缓解期则以肝肾阴虚为主，临症需谨慎分析，处方用药亦有偏重。祛风亦可有内风、外风之别。高血压发病多为肝风因虚而动，逼迫阳气上浮，此乃内风作祟，有别于外风，故可选用濡润收敛镇肝息风之品，如龙骨、牡蛎、珍珠母、山茱萸等。此外肝为将军之官，内寄龙雷之火，最难驯服，唯有养之而使其收敛。多以当归、枸杞子、芍药等以养之、息之。然"风邪客于肌表，循经上扰巅顶，邪遏清窍，则作眩

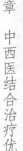

晕"，此乃外风使然，编者在临证处方时亦不忘选用防风、羌活等祛外风之药祛外邪以达息内乱。

-- 参 考 文 献 --

[1] 侯宁，黄飞翔. 从古籍中看高血压[J]. 当代医药论丛，2017，15（16）：4-7.

[2] 郑冰元，梁可，乔铁，等. 高血压古代文献研究[J]. 辽宁中医药大学学报，2016，18（8）：185-188.

[3] 尹宝，韩立民. 高血压病的古代文献及现代医学研究[J]. 赣南医学院学报，2013，33（3）：474-477.

[4] 周仲瑛. 中医内科学[M]. 北京：中国中医药出版社，2017，2.

[5] 尚倩倩，王蕾，王忆勤，等. 原发性高血压中医病因病机及证候的研究进展[J]. 河北中医，2017，39（1）：138-142.

[6] 王河宝，孙悦，曹征，等. 高血压病中医证候规范化思路[J]. 中华中医药杂志 2018；33（2）：603-605.

[7] 肖倩倩. 高血压病的现代中医病因病机探讨[J]. 中西医结合心脑血管病杂志，2016，14（10）：1108-1110.

[8] 刘金涛，张腾. 中医祛风法在高血压治疗中的应用[J]. 浙江中医药大学学报 2018，42（2）：125-127.

[9] 贾成林，陈瑜，张腾. 清肝益肾祛风法治疗高血压前期的临床实践与体会[J]. 中西医结合心脑血管病杂志，2017，15（24）：3089-3092.

高血压的中西医结合防治

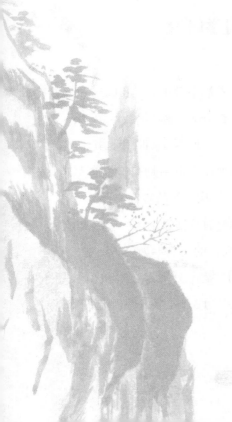

第五章 预防篇

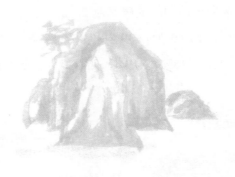

2003 年美国国家高血压预防、监测、评估和治疗委员会第七次报告（JNC7）中将收缩压（SBP）在 120～139mmHg 和（或）舒张压（DBP）在 80～89mmHg 定义为"高血压前期"，认为高血压前期增加了发生高血压和心血管疾病（CVD）的危险，并建议高血压前期的人群应进行生活方式的干预，以积极预防高血压和相关心血管事件的发生。《中国高血压防治指南》（2010 年修订版）将 SBP 在 120～139mmHg 和（或）DBP 在 80～89mmHg 的血压定义为"正常高值血压"，等同于美国 JNC7 提出的"高血压前期"。血压处于 120～139/80～89mmHg 的个体发生高血压的危险是血压处于更低水平者的 2 倍。美国 JNC7 强调高血压前期患者应积极改良生活方式、控制各种危险因素，从而延缓或阻断高血压前期进展为临床高血压，进一步降低心脑血管病的风险。中医治疗疾病也强调"未病先防"的策略，即在疾病尚未完全形成的萌芽阶段先行干预，以防止疾病的发生，对于高血压前期的防治符合中医"治未病"的思想。中医理论中的这种先进的治病理念对于阻止高血压前期向高血压的发展，减少高血压的发生，降低人群发生心血管事件的风险，减轻高血压治疗的社会和医疗负担大有裨益。下面我们将进一步探讨中医药在高血压前期干预中的优势作用。

第一节　高血压前期的流行病学研究

在不同年龄、性别、种族、地区的人群中高血压前期的发病率都很高。我国一项大型前瞻性队列研究中，在具有中国人口特征代表性的 17 个省 169 577 名年龄＞40 岁的受试者中（男性 44.2%，女性 55.8%），约 34.5%的受试者处于高血压前期阶段，其中男性占 52.7%，女性占 47.3%；并且数据显示高血压前期和高血压人群多具有年龄偏大、体重超重、有饮酒习惯、缺乏体育锻炼，伴有糖尿病或心血管疾病等特点。

2005～2006 年《美国国家健康与营养调查》（NHANES）的数据显示，在年龄≥18 岁的美国成人中，高血压前期的发病率为 28%，其中男性人群的发病率为 34%，高于女性的发病率（22%）；年龄在 18～39 岁和 40～59 岁人群的发病率分别为 29%和 34%，均高于 60 岁以上的人群（18%）；美国墨西哥裔人群的发病率为 31%，高于非墨西哥裔黑人人群（27%）。

在伊朗的一项全国范围内的横断面调查中，年龄在 25～65 岁（平均年龄 44.1 岁）的 69 722 名受试者（35 048 名男性，34 674 名女性）中，52.1%处于高血压前期（男性 59.6%，女性 44.5%），其中年龄、超重、肥胖、高胆固醇水平与高血压前期的发生密切相关。另外一项包含了 18 项各国前瞻性研究的 Meta 分析显示，高血压前期的发病率从 25.2%到 46.0%不等。高血压前期在世界范围内都具有较高的发病率，并且受到年龄、性别、种族、体重、生活方式及心血管相关疾病等因素的影响。

第二节　高血压前期的危害

一、高血压前期与高血压的关系

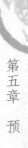

高血压前期增加了发展为高血压的风险，患有高血压前期的人群更易进展成为高血压。Framingham 心脏研究结果显示，在 4 年的研究周期内，年龄在 35～64 岁的人群最佳血压（<120/80mmHg）、1 阶段高血压前期（120～129/80～84mmHg）及 2 阶段高血压前期（130～139/85～89mmHg）人群发展为高血压的概率分别是 5.3%、17.6%和 37.3%；65 岁及以上各组人群发展为高血压的概率分别为 16.0%、25.5%和 49.5%；1 阶段高血压前期发展为高血压的概率是最佳血压的 2～4 倍，而 2 阶段高血压前期发展为高血压的概率是最佳血压的 5～12 倍；此外，肥胖和超重加重了这一进展。在 TROPHY 研究中，安慰剂组中的年龄为 30～65 岁的 2 阶段高血压前期（130～139/85～89mmHg）受试者在 4 年的时间内共有 63%发展为高血压，而且>40%的受试者在 2 年内发展为高血压。

高血压前期是高血压的一项独立危险因素，但同时研究也显示，年龄、种族、体重、饮酒、盐摄入量、家族高血压病史，以及过度的体力活动等多方面的因素都影响着高血压前期转变为高血压的概率。一项包含 18 865 名年龄在 18～85 岁的非高血压个体（5733 名非白种人，占比 30.4%，13 132 名白种人，占比 69.6%）的前瞻性队列研究中，高血压前期的人群发生高血压的概率大于正常血压的人群；而且进展为高血压的概率随着年龄的增长而增加，与年龄在 18～34 岁的人群相比，年龄≥55 岁的人群发生高血压的风险更高；与正常体重指数（BMI）个体相比，新发高血压的风险随BMI 的升高而增加；且在校正了其他因素后，非白种人转化为高血压的风险要高于白种人。

二、高血压前期与心脑血管疾病的关系

一项包括 18 项前瞻性队列研究总计 468 561 名受试者的 Meta 分析显示，高血压前期分别增加了心血管疾病（CVD）和脑卒中的患病风险和死亡率。在亚组分析中，甚至是 1 阶段高血压前期（120～129/80～84mmHg），其 CVD 的患病风险和死亡率也明显高于正常血压组，而且 2 阶段高血压前期（130～139/85～89mmHg）的相对风险更高。

心血管事件的年发生率，在高血压前期不伴有糖尿病或心血管疾病的中年人群中大约为 1%，而在有这些合并症之一或两者都有的人群中的发生率为 2%～4%。在伴有临床心血管疾病或糖尿病的高血压前期患者有着更高的 CVD 发生风险，尤其是充血性心力衰竭或冠心病患者，而无心血管疾病早期临床表现高血压前期患者的绝对额外风险相对较小。

另外，高血压前期患者大多有着多种心血管危险因素，包括高胆固醇、高低密度脂蛋白、高三酰甘油、超重等，96%的高血压前期患者有至少上述 1 项危险因素，81%有2 项危险因素，13%有着 5 项或更多的危险因素，包括总胆固醇、三酰甘油、低密度脂蛋白、体重指数、空腹胰岛素水平等指标异常，这些危险因素同时也增加了心血管事件发生的概率。

第三节　高血压前期的干预策略

美国 JNC7 认为，高血压前期在没有糖尿病、心脑血管疾病或肾脏疾病等病史时并不需要进行药物治疗，对于非复杂性的高血压前期推荐的干预措施是改善生活方式。而另一些研究认为，在高血压前期就给予抗高血压的药物治疗可以预防高血压的发生，并且可以减少心血管事件的发病率和死亡率。

一、高血压前期的生活方式干预

合理地改善生活方式是预防高血压的基础。与药物治疗不同，合理的非药物干预措施无有害作用，具有低投入、高效益的特点，既能够用于高血压的预防，还具有减少心脑血管危险因素的作用。在使用抗高血压药物前，特别是轻度高血压患者，推荐首先通过改善生活方式以降低血压，即使对于中重度的高血压患者，也应进行生活方式的改善。生活方式干预的手段主要包括戒烟限酒、减轻体重、减少钠盐摄入、适度增加体力活动与体育锻炼等。

在一项评估减轻体重和减少钠盐摄入对控制高血压前期患者血压及预防高血压发生的研究中，包含了2382例没有服用降压药物的高血压前期受试者（SBP＜140mmHg，DBP 83～89mmHg），其体重指数为理想数值的110%～165%。研究结果显示，在高血压前期的超重成人中，减轻体重和减少钠盐摄入，或者这两者联合，都能够有效降低SBP和DBP且预防高血压的发生。在另一项通过生活方式改善控制血压的PREMIER研究中，合理饮食、减轻体重及适当的锻炼不仅能够很好地控制血压，而且还减少了发生CVD的风险。生活方式干预不仅能够通过直接控制和降低血压减少心血管事件的发生，而且因为高血压前期患者多伴有其他心血管危险因素。这些危险因素同样影响着心血管事件的发生，生活方式的干预可以同时消除或者减轻这些心血管危险因素的影响，能够更好达到预防心血管事件发生的作用。

然而，生活方式的干预是基于人群的预防策略，虽然对于整个大规模人群的收益很好，但是对于高危人群的收益却有限，生活方式的改善对高风险个体预防和保护的作用尚有不足。此外，行为和饮食等生活方式的改善不易坚持，大大降低了生活方式干预的预防保护作用。

二、高血压前期的药物治疗

鉴于生活方式干预的局限性，一些研究认为高血压前期需要使用抗高血压药物治疗。在TROPHY研究中使用坎地沙坦治疗高血压前期患者，2年后安慰剂组40.4%（154位）的患者发展为高血压，坎地沙坦治疗组仅13.6%（53位）发展为高血压，相关危险降低率为66.3%，提示药物治疗明显抑制了高血压前期进展为高血压的过程；此外，坎地沙坦停止治疗2年后，对于预防高血压的发生还具有一定的后效应。在PHARAO研究中使用雷米普利治疗高血压前期，3年随访时间内，对照组的42.9%（216位）受试者进展为高血压，雷米普利组30.7%（155位）受试者进展为高血压，药物治疗使其相对危险降低；两组心血管事件的发生无显著差异。以上说明使用药物治疗高血压前期可以显著减少其进展为高血压的概率。

高血压前期会增加CVD发病率和死亡率，使用药物治疗高血压前期在降低血压的同时也能够预防心血管事件发生。一项Meta分析显示，对于那些具有CVD病史而血压未达到高血压标准的患者（包括正常血压和高血压前期），使用抗高血压药物治疗能够降低脑卒中、心肌梗死、充血性心力衰竭等心脑血管疾病的发病率和死亡率。

然而，对于患有高血压前期而无明显CVD临床表现的人群的预防数据尚缺失，目前美国JNC7并不建议对这些人进行药物治疗。一项研究显示，虽然与正常血压相比，高血压前期增加了CVD的发病率（34%）和死亡率（22%），但是与高血压相比，其人群归因危险度（PAR）较小而需治疗数（NNT）较大，CVD的PAR在高血压前期为10.6%，1级高血压为14.4%，2级高血压为20.7%，预防CVD发生的NNT在高血压前期为53，1级高血压为17，2级高血压为8，这表明治疗53例高血压前期患者才能预防1例心血管事件的发生，而1级高血压为17例，2级高血压为8例，可见对高血压前期治疗的预防效率远远小于对高血压的治疗。同时该研究发现，有心血管危险因素及伴有CVD或糖尿病病史的高血压前期患者的NNT较小，这类患者的NNT与没有CVD或糖尿病病史的1级高血压患者相似。以上说明药物治疗高血压前期对预防CVD的效率远远小于对高血压的治疗，但是治疗那些伴有心血管危险因素或者相关病史的高血压前期的患者能够产生较好的收益。

高血压前期在全球不同年龄、性别、民族和地域人群中非常常见。以人群为基础的样本中估计其发病率为22%～38%，并且高血压前期增加了发生高血压和心血管事件的风险。目前高血压前期的干预策略包括改善生活方式和抗高血压药物治疗，然而生活方式的干预对高风险人群收益较小且不易坚持；抗高血压药物治疗虽可以有效地降低血压，减少心血管疾病的发病和死亡风险，但其副作用较高和治疗的效价较低影响其实际应用，在使用药物治疗高血压前期需要综合考虑患者情况，以获得更好的治疗效益。同

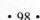

高
血
压
的
中
西
医
结
合
防
治

· 98 ·

时对于高血压前期发生高血压与心血管事件的相关机制研究需要进一步深入，找到可供干预的靶点以更好地预防高血压前期的危害。

第四节　中医药治疗高血压前期的优势作用

在高血压前期阶段进行干预，能够延缓高血压前期向临床高血压发展的进程，减少高血压发病人群，降低人群心血管事件发生风险，对于防治高血压具有积极意义。这种高血压的"未病先防"的思想近年来才得到现代医学的重视，而中国传统医学早在《黄帝内经》时期已提出了"治未病"的学说，针对疾病的防御建立了相当完整的理论基础，《素问·四气调神论》中论述称："圣人不治已病治未病，不治已乱治未乱……夫病已成而后药之，乱已成而后治之，譬如渴而穿井，斗而铸锥，不亦晚乎。"《黄帝内经》中"治未病"的理念在后世继续得到发展和充实。《难经》中提到"所谓治未病者，见肝之病，则知肝当传之于脾，故先实脾气"的经典论述；张仲景的六经辨证也强调了循经传变，未病先防的思想。唐代医家孙思邈在《备急千金要方·论诊候第四》中云："古人善为医者，上医医未病之病，中医医欲病之病，下医医已病之病。若不加心用意，于事混淆，即病者难以救矣。"

"治未病"包括了"未病先防"和"既病防变"两个方面。

高血压前期是正常血压与高血压之间的过渡状态，高血压前期的状态更易进一步发展成为高血压，治疗干预高血压前期以防止高血压的发生契合中医"未病先防"的治疗理论。根据其所表现的症状、体征，可将高血压归属于中医学"头痛""眩晕""风眩"等范畴，随着病情的发展变化，又可将其归属于"水肿""心悸"及"中风"等范畴。中医认为高血压的发生因情志失调、饮食不节、过劳或先天禀赋不足等，致使机体脏腑、经络、气血紊乱，阴阳失调，清窍失聪。以风、火、痰、湿、瘀、虚为主要病理环节，为本虚标实之患，多以肝肾阴虚为本，肝阳上亢、痰瘀蕴结为标。秉承辨证论治的治疗原则，可选用祛风、清热、化痰、祛湿、祛瘀、补肾等治疗方法。中医治疗的特点在于从整体出发，辨证论治，根据患者临床表现不同，可采用益气健脾、清肝益肾、疏肝解郁、祛风胜湿、化痰祛瘀等治疗方法。而目前高血压前期并没有单独统一的中医病名，认为高血压前期即高血压"病未成，已有征兆"的高血压"未病"阶段，根据其临床症状，辨证论治多与高血压相同，其证候多有肝火上炎、肝阳上亢、痰湿中阻、肝郁脾虚等不同，亦可采用平抑肝阳、疏肝解郁、祛风息风、化痰祛瘀、清肝益肾等治疗方法早期干预。

研究表明，高血压前期患者更易发展为高血压及发生心血管事件，通过降低血压能够明显降低发生高血压及心血管事件的概率。但是目前对于高血压前期是否应使用药物治疗仍存在很大争议，主要集中在医学经济学和药物安全性方面，由于西医降压药物价格较昂贵，以及存在的不良反应等问题，导致药物治疗的成本/效益比增高，不利于在高血压前期人群中推广使用，故现代医学提倡主要采用改善生活方式、锻炼等非药物治疗方式。此外，西医药物的治疗依从性及标签效应等也是这个阶段治疗存在的问题。

中医药的个体辨证施治，与西医改善生活方式等非药物治疗方式结合，能够降低高血压前期患者的血压和改善其症状，易于实施和推广。此外，不同的气功导引方法可以辨证施功达到降血压的目的，同时进行辨证施药膳、药粥、药茶等辅助，也能够用生活保健的方式调理人体气血阴阳，从而达到恢复理想血压的目的。

在治疗高血压前期患者时，需要综合考虑具体患者的整体状况，包括其各种危险因素等，在全面整体地评估心血管危险的基础上给予效益最好且代价最低的干预措施。中医治疗注重辨证施治，强调因时因人因地治疗，在综合整体评估患者的情况下给予治疗，其治疗的理念更为科学合理。有多项报道显示，在生活方式干预的基础上，使用中药干预高血压前期，能够较好地降低治疗组人群的血压。此外，在使用药物治疗高血压前期所产生的副作用问题上，中药具有副作用小的天然优势，使用中药治疗高血压前期所产生的不利影响较小，减少了药物干预治疗高血压前期的代价并可显著增加依从性。

另外，因为中药具有多系统、多方面、多靶点的治疗作用，在降低血压的同时还能够干预其他危险因素。有研究显示，使用平肝益肾健脾中药方剂联合生活方式干预高血压前期，能使血压缓和降低 10mmHg 左右，同时还降低了患者的体重指数及三酰甘油、胆固醇水平，能够有效降低高血压前期患者的心血管事件风险；也有研究结果显示，益气健脾等中药方不仅能够降低血压，同时还兼顾降低胆固醇、血脂、血糖等高血压前期危险因素的作用。这些研究都体现出中药治疗的多靶点作用。编者更是通过多年临床经验并结合动物实验研究，表明自拟方清肝益肾祛风方早期干预可显著延缓自发性高血压大鼠血压上升趋势，且对高血压所致心、脑、肾靶器官损伤具有显著的预防作用。临床观察同样表明，清肝益肾祛风方可显著降低高血压前期患者、早期高血压患者收缩压、舒张压水平（部分高血压前期的典型案例在"中西医结合治疗优势篇"中已有阐述）。

大量临床试验及动物研究报道数据提示，中医药具有明确的降压作用，且能显著改善患者头晕、头胀、心悸等临床症状，提高其生活质量。最重要的是，长期高血压状态下阴阳失调导致机体平衡状态被打破，中医治疗重在从整体出发，调整阴阳，恢复机体平衡。通过动物研究同样证实，中医药早期干预可显著地防治高血压引起的心、脑、肾等重要靶器官的损伤。秉持着"天人合一"的整体观和辨证论治的思想，中医药在延缓或减少高血压前期进展为临床高血压、改善症状、纠正代谢紊乱等方面，有着不可忽视的作用，值得进一步研究与推广应用。然而，对于高血压前期的治疗还存在许多争议，对高血压前期的中医治疗需要进一步规范。

-- 参 考 文 献 --

[1] Chobanian A V，Bakris G L，Black H R，et al. Seventh report of the joint national committee on prevention，detection，evaluation，and treatment of high blood pressure[J]. Hypertension，2003，42：1206-1252.

[2] Lewington S，Clarke R，Qizilbash N，et al. Age-specific relevance of usual blood pressure to vascular mortality：a meta-analysis of individual data for one million adults in 61 prospective studies[J]. Lancet，2002，360（9349）：1903-1913.

[3] Janghorbani M，Amini M，Gouya M M，et al. Nationwide survey of prevalence and risk factors of prehypertension and hypertension in Iranian adults[J]. Hypertension，2008，26（3）：419-426.

[4] Fukuhara M，Arima H，Ninomiya T，et al. Impact of lower range of prehypertension on cardiovascular events in a general population：the Hisayama Study[J]. Hypertension，2012，30：893-900.

[5] Vasan R S，Larson M G，Leip E P，et al. Assessment of frequency of progression to hypertension in non-hypertensive participants in the Framingham Heart Study：a cohort study[J]. Lancet，2001，358（9294）：1682-1686.

[6] Julius S，Nesbitt S D，Egan B M，et al. Feasibility of treating prehypertension with an angiotensin receptor blocker[J]. The New England Journal of Medicine，2006，354（16）：1685-1697.

[7] Selassie A，Wagner C S，Laken M L，et al. Progression is accelerated from prehypertension to hypertension in blacks[J]. Hypertension，2011，58（4）：579-587.

[8] Huang Y，Su L，Cai X，et al. Association of all-cause and cardiovascular mortality with prehypertension：a meta-analysis[J]. American Heart Journal，2014，167（2）：160-168.

[9] Nesbitt S N，Julius S，Leonard D，et al. Is low-risk hypertension fact or fiction？cardiovascular risk profile in the TROPHY study[J]. American Journal of Hypertension，2005，18（7）：979-984.

[10] Luders S，Schrader J，Berger J，et al. THE PHARAO Study：prevention of hypertension with the angiotensin-converting enzyme inhibitor ramipril in patients with high-normal blood pressure：a prospective，randomized，controlled prevention trial of the German Hypertension League[J]. Hypertension，2008，26（7）：1487-1496.

[11] Thompson A M，Hu T，Eshelbrenner C L，et al. Antihypertensive treatment and secondary prevention of cardiovascular disease events among persons without hypertension：a meta-analysis[J]. JAMA，2011，305（9）：913-922.

[12] Egan BM，Stevens-Fabry S. Prehypertension--prevalence，health risks，and management strategies[J]. Nature Reviews Cardiology，2015，12（5）：289-300.

[13] 李逊，魏玲. 自拟清肝降压饮早期干预高血压前期和原发性1级高血压[J]. 中国实验方剂学杂志，2013，19（3）：295-297.

[14] 李洪波，岳桂华，罗莎，等. 益气健脾方对高血压前期人群血压影响因素的干预作用[J]. 新中医，2011，43（2）：25，26.

[15] 汤峥丽，张晓一，张晓天. 自拟平肝益肾健脾方联合生活方式干预对高血压前期人群的短期疗效观察[J]. 中西医结合心脑血管病杂志，2014，10（12）：1180-1182.

[16] 满秋珊，王爽，衷敬柏. 高血压前期的中医药预防[J]. 中国中医药信息杂志，2010，17（6）：5，6.

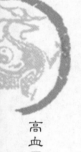

高血压的中西医结合防治

第六章　现代研究篇

第一节　国际、国内重要临床研究与启示

一、高血压的降压相关研究

高血压带来的主要危害是引起心血管疾病（cardiovascular disease，CVD）的发生，长期的高血压状态将影响心、脑、肾等重要脏器的结构与功能，最终导致心力衰竭、脑卒中等多种心血管事件发生。研究表明，较高的血压与 CVD 之间存在明显的联系，收缩压（systolic blood pressure，SBP）和舒张压（diastolic blood pressure，DBP）的水平越高，CVD 发生的风险越大，高收缩压水平会显著增加出血性脑卒中和稳定性心绞痛的发生风险。而且有研究发现，缺血性心脏病和脑卒中患者 SBP 每升高 20mmHg 或 DBP 每升高 10mmHg，其死亡率会相应增加 1 倍。这些结果提示，合理有效地降低高血压患者的血压水平对降低其心血管事件的发生和死亡风险十分有益，支持了目前高血压以降压为主要治疗手段和目标的干预策略。降压治疗能够使高血压患者从中获益这一点是毋庸置疑的，但研究者对血压控制目标的确定则几经变化。目前一般高血压患者的血压控制目标在 140/90mmHg 以下。

在 2015 年 9 月美国心脏协会（AHA）年会上公布了一项大型临床研究项目 SPRINT 的研究结果，研究发现将收缩压降至 120mmHg 以下相较于传统的降压目标值 140mmHg 以下能够更为显著地降低患者死亡率及心血管事件发生率。

目前大量临床研究显示，控制高血压可减少卒中、心肌梗死和心力衰竭等心血管事件风险，而收缩压作为冠状动脉事件、卒中、心力衰竭和晚期肾病独立危险因素也较舒张压变得更为重要。SPRINT 研究，旨在现行美国 JNC7 推荐降压目标值基础上，研究进一步降低血压能否进一步减少临床事件。研究共纳入 9361 名年龄≥50 岁、收缩压 130～180mmHg 且至少具有一项心血管疾病危险因素的高血压患者，并排除合并糖尿病、既往卒中史或终末期肾病患者。研究随机将患者分为强化降压组（收缩压目标值＜120mmHg）和标准降压组（收缩压目标值＜140mmHg）。研究主要终点为首发心肌梗死、急性冠状动脉综合征、卒中、心力衰竭及心血管疾病死亡复合终点。次要终点为主要复合终点中单一终点，全因死亡及主要终点和全因死亡复合终点。

该研究结果表明，强化降压组和标准降压组之间血压很快出现差异，并呈持续性。1 年时，强化降压组与标准降压组的平均收缩压分别为 121.4mmHg 与 136.2mmHg，平均相差 14.8mmHg，舒张压分别为 68.7mmHg 和 76.3mmHg。随访 3.26 年之后，强化降压组与标准降压组的平均收缩压分别为 121.5mmHg 与 134.6mmHg。研究期间，强化降压组和标准降压组患者分别使用平均 2.8 种和 1.8 种降压药，尽管强化降压组降压药剂量更大，但两组降压药使用类别相似，且所用药物均按照美国 JNC7 推荐方法使用。

主要终点事件方面，强化降压组和标准降压组分别发生 243 例（1 年占比 1.65%）和 319 例（1 年占比 2.19%），主要复合终点和其他预先设定的次要终点组间差异一致。全因死亡方面，强化降压组和标准治疗组分别死亡 155 例和 210 例，强化组心血管死亡相对风险较标准组降低 43%。在预先设定的亚组中，强化治疗同样降低主要终点及全因死亡事件发生率。

对于初始合并慢性肾功能不全的患者，两组间复合终点事件无明显差异；而对于初始不合并慢性肾病的患者，强化降压组患者肾小球滤过率（GFR）估计值下降 30% 或降至 60ml/(min·1.73m^2) 的比率较标准降压组高（强化降压组 1 年占比 1.21%；标准降压组 1 年占比 0.35%）。严重不良事件方面，强化降压组与标准降压组的严重不良事件发生率无明显差异，分别为 38.3% 与 37.1%。但强化降压组低血压、晕厥、电解质异常与急性肾损伤或衰竭相关不良事件发生更为常见，而两组跌伤和心动过缓发生情况类似。强化降压患者与标准降压患者相比更易发生与治疗明确相关的严重不良事件，发生率分别为 4.7% 和 2.5%。

研究得出，对于年龄较大、存在心血管疾病危险因素且无糖尿病的高血压患者，将血压控制在 120mmHg 以下较 140mmHg 以下可显著降低致命和非致命心血管事件及全因死亡率。

然而，对于 SPRINT 的研究结论仍存在较大的争议，有学者认为该研究中的血压测量有许多是使用家庭自动血压计且没有观察人员在场监督，由此对于血压的准确性表示怀疑。此外，在这项 9000 余人的研究中，在主要终点事件和全因死亡率方面两组之间仅有 76 和 55 名患者不同，而且研究中的对象仅局限于心血管疾病的发生风险高于平均水平的中老年人。而强化降压带来显著获益的同时，也可能伴随着严重不良事件；强化治疗相关的 GFR 下降代表的是一种无害的血流动力学效应，还是更严重的肾损伤，目前尚不清楚。

SPRINT 研究尝试了一种更为激进的降压治疗方式，将收缩压控制在 120mmHg 以下，从研究结果来看相比传统的降压目标能起到更好的控制心血管事件发生的作用。然而，是否所有的高血压患者都适合这种更为激进的降压治疗方式仍需要更多的研究。同时在临床治疗时也需要考虑患者整体心血管风险，而不是单纯的参考血压值。

基于 SPRINT 的研究结果，2017 年美国心脏病学会（ACC）和美国心脏协会（AHA）联合多个学术机构共同制定和发布了新版的美国高血压指南。指南中更新了高血压的定义，将目前的高血压定义≥140/90mmHg 修改为≥130/80mmHg。对于启动降压药物治疗的时机，指南中建议已发生心血管疾病的患者或 10 年动脉粥样硬化性心血管疾病风险≥10%的患者，平均血压≥130/80mmHg 即应启动降压药物治疗。无心血管疾病且 10 年动脉粥样硬化性心血管疾病风险＜10%的患者，平均血压≥140/90mmHg 即应启动药物治疗。对于血压控制目标值，确诊心血管疾病（包括心肌梗死和卒中）或 10 年动脉粥样硬化性心血管疾病风险≥10%的患者，血压控制目标为＜130/80mmHg。无心血管疾病或 10 年动脉粥样硬化性心血管疾病风险＜10%者，将血压控制在＜130/80mmHg 是合理的。高血压的初始治疗可选择噻嗪类利尿剂、ACEI、ARB 或 CCB。2 级高血压或血压超过目标值 20/10mmHg（≥150/90mmHg）者，初始治疗首选两种一线药物（自由联合或单片复方制剂），1 级高血压可首选 1 种一线药物治疗并逐渐调整剂量。对于年龄≥65 岁、一般健康状况良好的老年高血压患者，收缩压控制目标为＜130mmHg。若患者存在多种合并疾病且预期寿命有限，可根据临床情况决定降压治疗和目标值。

这个指南的发布是高血压领域的一次重大变革，虽然目前对于该指南的降压目标值的更改也有许多争议，我国与欧洲也都还并未更改原有的高血压降压目标值，但该指南对于我国的高血压防治也有一定的启发作用。首先是下调高血压的诊断标准，体现了早期预警和干预的临床价值。该指南也进一步指出了对于血压的有效和严格地控制在高血压治疗中起到关键性的作用。而且目前研究显示，在传统的 140/90mmHg 血压标准下，我国高血压的知晓率、治疗率和控制率仍然较低，目前我国对于高血压的治疗主要面临的问题和挑战并不是过度降压，而是如何在现有的降压目标下提高血压的控制率。中医药的降压效应温和且副作用小的特点，新的降压目标值为我国采用中医药防控血压升高提供了应用的前景，并且在临床上针对不同的高血压人群，确定个体化的降压治疗方案和降压目标，才能真正降低高血压患者心血管事件发生概率，使高血压患者获益。

二、高血压血压监测的相关研究

目前对于高血压患者的血压目标值的控制都是基于诊室血压，而研究显示家庭血压的测量对于高血压的防治与管理的意义越来越大。日本的 HONEST 研究是一项目的在于探讨家庭血压与高血压心血管事件联系的研究，通过对于日本 21 591 名原发性高血压患者的前瞻性观察研究，以奥美沙坦为基础的降压方案治疗 2 年后，均平稳持久降低了清晨家庭自测血压和诊室血压。而研究分析血压与心血管事件的联系时发现，当清晨家庭血压 SBP≥145mmHg 或诊室 SBP≥150mmHg 时，患者的心血管风险较高；而即使在诊室血压已经降至正常或良好（<130mmHg）的情况下，如果清晨家庭血压仍然比较高（SBP≥145mmHg），则患者的心血管风险依然较高；当清晨或夜间家庭血压 SBP 为 124mmHg 时，患者的心血管风险最小。研究认为控制清晨的家庭血压<145mmHg 对减少心血管风险十分重要，即使在患者的诊室血压已经控制在理想范围内时。该结果带给我们的重要启示是，单纯用诊室血压评估疗效在一定程度上可能会低估治疗不足的危害；血压的昼夜波动和隐匿性高血压的情况也需要引起注意，只有在两种检测手段即诊室血压和家庭自测血压都达标的情况下，才能更好地降低心血管事件的风险。

另外进一步研究显示，亚洲人群血压波动幅度比西方人群更大，尤其是晨峰血压和夜间高血压在亚洲人较为多见。而夜间高血压与高钠盐摄入和盐敏感性及动脉硬化有关。控制高血压的目标是降低心血管事件，早诊早治有助于降低心血管事件的发生。而血压管理要兼顾清晨和夜间，对于亚洲人群，尤其是高危人群 24h 全程管理就很重要。高血压的诊断是基于平均血压水平，而心血管事件往往由于血压波动峰值所触发。引起血压波动的因素很多，而年龄相关的动态血压波动峰值将会比平均血压升高得更为显著。而平均血压从 140/90mmHg 降低为 130/80mmHg 后，年龄相关血压波动峰值也随之下降，考虑到这方面的原因，上文提到的 130/80mmHg 这一新的平均血压的诊断管理目标，或将有助于降低血压波动峰值带来的累积风险。

以上研究提示我们，在高血压防治中，不仅是对诊室血压的监测与控制，对于血压的波动和隐匿性高血压也要给予高度的重视。除了诊室血压之外，家庭血压和动态血压也是用来诊断高血压和评估血压情况的重要手段和依据，有利于分辨出白大衣性高血压和隐匿性高血压，白大衣性高血压目前推荐生活控制，无须服药，而隐匿性高血压可能诊室血压在正常范围，漏诊这部分患者将可能放任靶器官损害的出现。通过监测高血压患者血压波动情况研究中医药对于不同时段血压的控制，探讨中医药降压的平稳性和持续性的特点和优势具有很好的临床应用的价值和前景。除了血压监测的时间之外，对于目前常用的血压测量方法也有许多研究提出了新的思路。

血压不仅仅是一个压力问题，还与血管密切相连，主动脉的功能，特别是伸展功能是临床评价血管功能的重要指标。迄今评价血压的方法一直采用肱动脉测压法，它是被公认的可靠的动脉压评价方法，但在循环系统中，血液对血管的压力在不同部位其压力值是不同的。而主动脉的平均压高于末梢动脉平均压，血液是由主动脉向末梢血管流动，因此从这一角度来说，肱动脉血压并不能真实反映全身的循环压力，中心动脉压（central aortic pressure，CAP）作为降压程度和质量的评价指标，受到广泛关注。CAP 是指主动脉根部血管所承受的侧压力。CAP 主要组分为收缩压（SBP）、舒张压（DBP）和脉压。CAP 主要受脉搏波传递速度（PWV）、反射点位置、反射波幅度和心率的影响。大动脉弹性减退，PWV 增快，心率减慢，心动周期和左心室射血时间延长等都会导致中心动脉 SBP 上升，DBP 下降，脉压增大。由于受这些因素的影响，不同个体之间即使肱动脉 SBP 相等，中心动脉 SBP 也并不相同。

CAP 是评价动脉结构和功能的标志，可用于对临床早期动脉硬化的诊断和筛查，有助于早期发现和诊断动脉结构和功能的异常。另外，从病理生理学角度来看，越近心脏的动脉越是心血管事件多发的部位，如主动脉、冠状动脉、颈动脉是心血管事件最好发的三个部位，而肱动脉、桡动脉不是。CAP 则恰恰能更准确地反映这一区域的血流动力学状态。近年来一些前瞻性的临床随访研究证实，CAP 升高与心、脑、肾等靶器官损害及其并发症发生有非常密切的关系。如冠心病患者中心动脉硬度增加，由于心肌需氧量的增加及冠状动脉血流灌注的降低导致心肌缺血。最近的调查发现，冠心病患者进行平板运动试验检查，其心肌缺血阈与动脉硬度呈负相关，说明动脉硬度是冠心病缺血阈的重要决定因子。

高血压患者 CAP 表现为 SBP 和 DBP 均逐渐上升，SBP 升高更明显，脉压增大。短期及大规模临床试验均显示不同种类的降压药尽管对肱动脉压下降程度相似，但对 CAP 及中心血流动力学参数影响显著不同。因此，在降压治疗中我们应该重视 CAP 的测定，在评估一个降压药的血流动力学作用时，不但要重视其降低外周动脉压的作用，更要重视其对 CAP 的影响。在临床实践中，若有左心室肥厚、血管病变、外周血管阻力较大（如 PWV 快），心率不快，建议选用能同时降低肱动脉压和 CAP 的药物。

　　ASCOT 的研究提示，不同降压药即使对降低肱动脉压的作用相似，但对降低 CAP 的作用可能不同，从而导致临床疗效的差异。有些药物，如硝酸酯类，由于减慢 PWV，即使未降低肱动脉血压，也可见中心动脉 SBP 降低。硝酸甘油对动脉硬化本身没有或只有很小的作用，但对肌性大动脉有强烈扩张作用，使其扩张性和顺应性均增加，波反射明显延迟，结果使中心动脉 SBP 显著下降，反射波增压指数降低，是迄今发现优化波反射最有效的药物。长效血管紧张素转换酶抑制剂（ACEI）在降低血压的同时，能增加大动脉的扩张性，使 PWV 和波反射降低，从而使大动脉的缓冲功能得到改善。ACEI 尽管对外周动脉影响比较小，但对 CAP 有较好的效应。二氢吡啶类 CCB 硝苯地平控释片能改善大动脉扩张性，使压力波反射点向远端移动，从而使 CAP 降低，同时逆转左心室肥厚，对心脏有益。研究表明，硝苯地平能有效降低 CAP，减轻心脏后负荷，其效果迅速可靠，使用方便，不良反应少；对那些血压较高、需尽快控制血压的患者可考虑选用，但不适于长期应用。利尿剂短期使用对波反射无影响，长期使用有轻度降压作用和减慢脉搏波作用，这可能得益于利钠、利尿而使血压下降，进而动脉扩张性改善。目前使用的降压药物降低 CAP 的程度是不相同的，ACEI 或 ARB、CCB 由于可以某种程度上改善血管弹性、抑制小动脉血管重构，因而有良好的降低 CAP 的作用，而 β 受体阻滞剂由于减慢心率，对小动脉重构的改善作用差，所以相对其他种类的降压药物降低 CAP 的作用弱。

　　经相关研究提示，中心动脉脉压在评价动脉结构与功能，心、脑、肾等器官损害及其并发症发生方面较肱动脉脉压有一定的优越性，在今后的研究中值得我们深入探讨。

三、高血压药物治疗的相关研究

　　我国高血压控制的现状极为严峻,对我国高血压患者的流行病学和血压控制情况的最新研究调查显示，平均年龄 55.6 岁的 1 738 886 名参与者中，女性占 59.5%，高血压患者比例为 44.7%。在患者中，44.7% 的患者意识到自己患病，30.1% 的患者服用药物，7.2% 的患者血压得到有效控制。年龄标准化高血压发病率、性别标准化高血压发病率、疾病意识率及控制率分别为 37.2%、36.0%、22.9%和 5.7%。最常见的治疗药物为钙通道阻滞剂。接受治疗但未得到有效控制的患者中，81.5%的患者仅接受 1 种药物治疗。知晓病情且接受治疗的患者比例呈现亚组差异，其中男性、青年人、低收入人群、无心血管疾病者、糖尿病患者、肥胖者及有酗酒史的亚组疾病及治疗意识较低，这些亚组中血压有效控制率均较低（<30.0%）。

控制高血压的发病及减轻其危害程度迫在眉睫，目前临床对于高血压的控制方法主要是改变饮食习惯和生活方式等非药物措施和药物治疗两方面。其中，药物治疗是控制血压最有效的措施。治疗高血压的药物品种繁多，而且抗高血压药需长期服用，高血压的药物合理使用对于改善高血压防治现状意义重大。

目前普遍共识认为，出现以下情况的高血压患者应该启动药物治疗：高血压伴有靶器官损害者，如左心室肥厚，颈动脉内膜增厚或斑块，微量蛋白尿等；伴有合并症者，如冠心病、心力衰竭、卒中、糖尿病、慢性肾病、外周血管病变等；危险因素多，如心血管风险高者。《2017 年 ACC/AHA 高血压指南》建议 10 年动脉粥样硬化性心血管疾病（ASCVD）风险＞10%，且血压＞130/80mmHg 就需要开始药物治疗；而所有血压＞160/100mmHg 的患者必须服药。另外血压在 140～159/90～99mmHg 的低至中度心血管风险患者，不同的高血压指南对于这部分人群是否用药的推荐存在差异。《2017 年 ACC/AHA 高血压指南》认为，血压≥140/90mmHg 就应该立即启动药物治疗。我国和欧洲的高血压指南推荐首先进行 1～3 个月的生活方式干预。

2018 年欧洲高血压学会（ESH）年会上公布了由 ESH 和欧洲心脏病学会（ESC）共同制定的《2018 ESC/ESH 高血压指南》，其中提到了启动降压治疗的时机，对于正常高值血压、1～3 级高血压患者，强调改善生活方式；正常高值合并心脑血管病者，尤其是合并冠心病的极高危患者，考虑在改善生活方式的基础上行药物治疗；1 级高血压合并心脑血管病、肾病或靶器官损害的高危和极高危患者应立即进行药物治疗；未合并心脑血管病、肾病和靶器官损害的低危-中危患者如果生活方式调整 3～6 个月后血压不能达标，也应行药物治疗；2 级和 3 级高血压患者，无论心血管风险水平如何，均应立即启动药物治疗并改善生活方式，治疗后再对血压进行评估。对于健壮的 65～80 岁老年患者，当收缩压为 140～159mmHg 时，推荐进行药物治疗并改善生活方式；对于收缩压＞160mmHg 的健壮老年患者（即使年龄＞80 岁），也推荐行药物治疗并改善生活方式；对于虚弱的老年患者，只要能够耐受，也应考虑行药物治疗。

《2018 ESC/ESH 高血压指南》对高龄老年人的降压治疗不再保守，老年患者启动药物治疗的阈值和治疗目标均降低，重点考虑生物学年龄而非实质年龄，如果患者能耐受治疗，则年龄不是限制因素。

高血压治疗的根本目标是降压达标，以期最大限度地降低心脑血管发病和死亡危险，所以降低高血压患者血压水平较选择降压药物种类更重要，尤其在基层，这些药物同样可以有效防治高血压及其并发症。依据目前《中国高血压防治指南（2018 年修订版）》推荐：CCB、ACEI、ARB、利尿剂及 β 受体阻滞剂等 5 类降压药物均可以作为高血压初始和维持治疗药物，也可以选择低剂量固定复方制剂及其他传统降压药物。

《2013 ESH/ESC 动脉高血压管理指南》指出，降压获益来自于降压本身，很大程度上不依赖于使用何种药物。在有效降压的前提下，不同类别降压药物均有降低心血管事件风险的能力。虽然降压达标是硬道理，但医师选择用药需充分考虑高血压治疗的长期性和基层患者的经济承受能力，兼顾治疗药物安全有效、使用方便、价格合理，应依据高血压合并症选择药物，尽量选择不良反应小的药物及长效、24h 平稳降压的药物；可以根据危险分层选择单药或联合药物治疗，联合用药应根据合并症合理选择。推荐 CCB、利尿剂、ARB、ACEI 及 β 受体阻滞剂的单药或联合使用，最佳的联合推荐包括 CCB + 利尿剂、CCB + ACEI/ARB、ACEI/ARB + 利尿剂、CCB + β 受体阻滞剂。

当出现高血压相关并发症或伴随其他疾病时，不同类别的降压药物各具优势。基层降压治疗也遵循同样的原则：①二氢吡啶类 CCB。绝对禁忌证很少，降压作用强，对糖脂代谢无不良影响；可显著减少卒中事件。适用于大多数类型的高血压，尤其适用于老年高血压、单纯收缩期高血压、稳定型心绞痛、冠状动脉或颈动脉粥样硬化、周围血管病患者，可单药或与其他 4 类药物联用。②ACEI 和 ARB。靶器官保护作用确切，对糖脂代谢无不良影响，适用于 1～2 级高血压，尤其对于合并慢性心力衰竭、心功能不全、糖尿病肾病、非糖尿病肾病、代谢综合征、蛋白尿/微量白蛋白尿的高血压和心肌梗死后患者及心房颤动的预防有益。两者均可与小剂量噻嗪类利尿剂或二氢吡啶类 CCB 联用，ARB 还适用于 ACEI 引起咳嗽而不能耐受者。③小剂量噻嗪类利尿剂。适用于 1～2 级高血压或卒中二级预防，也是难治性高血压的基础药物之一，尤对老年高血压、心力衰竭患者有益，本品可与 ACEI 或 ARB、CCB 联用。④小剂量 β 受体阻滞剂。适用于合并心肌梗死后、冠心病心绞痛、快速性心律失常、慢性心力衰竭的高血压患者或心率偏快（心率≥80 次/分）的 1～2 级高血压患者；对心血管高危患者的猝死有预防作用。本品可与二氢吡啶类 CCB 联用。⑤固定复方制剂。它为常用的一类降压药物，其优点为使用方便，可改善患者依从性。⑥基层存在高盐摄入和盐敏感的高血压患者优先推荐利尿剂、CCB 单药和 ACEI/ARB 联合利尿剂。

第二节　高血压机制研究进展

随着研究的深入和科学技术的发展，高血压发病机制的研究不仅仅局限于 RAAS 等，内皮功能的紊乱、氧化应激、炎症反应乃至免疫功能的紊乱亦成为目前研究的重点。

一、内皮功能紊乱

血管内皮是一个十分活跃的内分泌、旁分泌代谢器官，其主要功能：参与血管的形成；选择性接受血液中一些物质进入血管壁，起到屏障功能；接收、传递信息与内分泌作用；调节血管的收缩、舒张平衡；抗凝、抗血栓作用；代谢转化灭活某些物质；参与调节脂质代谢；抑制白细胞黏附与炎性反应等。

生理状态下，血管舒张功能有两种形式：一种为内皮依赖性（endothelial-dependent），是指内皮细胞在药物（如乙酰胆碱）或生理刺激（如反应性充血）的作用下释放内皮衍生舒张因子（endothelium-derived relaxing factor，EDRF），从而引起血管舒张，降低血压。此过程由 NO、前列腺环素（PGI）、内皮衍生超级化因子（endothelium-derived hyperpolarizing factor，EDHF）所介导，且舒张功能的完成依赖于血管内皮结构和功能的完整性。另一种为非内皮依赖性（endothelial-independent），是指本身为 NO 供体的药物，不依赖于血管内皮可直接释放出 NO，进而引起血管舒张。NO 是血管舒张因子，是内皮细胞释放的有效的血管舒张剂，对保持血管稳态起关键作用。NO 由血管内皮细胞产生后，通过弥散方式进入血管平滑肌细胞（vascular smooth muscle cell，VSMC）。在 VSMC 内，NO 激活鸟苷酸环化酶（guanylate cyclase，GC），GC 将三磷酸鸟苷转换成细胞内环磷酸鸟苷酸（cyclic guanosine monophosphate，cGMP），细胞内 cGMP 水平升高，使 VSMC 细胞质内钙离子浓度减少，促使肌球蛋白轻链去磷酸化，导致 VSMC 的松弛，进而引起血管舒张，血压下降。

此外，内皮细胞尚可产生和释放一系列的血管收缩因子和生长因子，而血压升高时其血流切应力及血管壁张力增加，进而导致血管平滑肌细胞增生、肥大、凋亡，血管内膜下胶原增加，血管壁增厚，动脉弹性下降，血管重塑，外周阻力增加，最终引起血管舒张、收缩功能的失衡。

同型半胱氨酸（homocysteine，Hcy），在体内是由甲硫氨酸脱甲基反应时所生成的一种含硫氨基酸，是机体能量代谢和许多甲基化反应过程中的重要产物。正常人体内，游离 Hcy 的含量很低，当 Hcy 的含量达到一定浓度时，是高血压等心血管疾病重要的危险因素。现研究已表明，高同型半胱氨酸血症与高血压密切相关，且 Hcy 可通过抑制 NO 分泌、Ang Ⅱ 的激活、氧化应激等，进而诱导内皮功能的紊乱，引起血压升高；Hcy 亦可显著降低内皮细胞所依赖的血管舒张功能，进而引发血压升高。

内皮微颗粒（EMP）是内皮细胞激活或凋亡时从浆膜上脱落下的形状不规则、直径 100nm～1μm，并携带来自内皮细胞某些抗原特性的囊泡。现研究显示，EMP 的沉积是内皮功能紊乱的一个新的标志，并指出 EMP 与降低 eNOS 的表达，增加活性氧簇（reactive oxygen species，ROS）释放所导致的内皮功能紊乱有关。

二、氧化应激

氧化应激是指机体遇到有害刺激时，体内的氧化和抗氧化作用失去了平衡，发生氧自由基产生过多、清除减少，使得体内的 ROS 增多，进而引起机体氧化损伤的一个病理过程。ROS 是一种具有氧化还原潜能的氧衍生物，其作用主要表现在影响血管内皮细胞的生长、迁移、增殖和激活等方面。氧化应激水平的升高导致的中性粒细胞炎性浸润、多种蛋白酶释放、ROS 生成增加及脂质过氧化作用等一系列反应均可导致血管内皮细胞的损伤。而人体内抗氧化防御系统是由抗氧化酶和抗氧化物质组成，其中包含超氧化物歧化酶（SOD）、谷胱甘肽还原酶、过氧化氢酶及谷胱甘肽过氧化物酶等，这些酶可协同清除自由基、ROS 进而减轻氧化损伤。近年来随着医学的发展，大量研究已表明，体内氧化和抗氧化水平的失衡与高血压的发生发展具有很大的相关性，氧自由基过多会损伤血管内皮并引起血管收缩，进一步促进高血压的发展。而高血压又会通过较高水平的血管紧张素Ⅱ以烟酰胺腺嘌呤二核苷酸（NADH）/烟酰胺腺嘌呤二核苷酸磷酸（NADPH）为主的途径促进 ROS 生成和组织氧化损伤，可能是高血压进一步发展及靶器官损伤过程中的一个重要原因。深刻剖析高血压的发病机制及氧化应激在其中所起的作用，这将为今后的靶向治疗奠定基础。

三、炎症反应

细胞因子是多种细胞所分泌的能调节细胞生长分化、调节免疫功能、参与炎症发生和创伤愈合等小分子多肽的统称，其中一类与炎症有关的细胞因子，主要由造血、免疫系统或炎性反应中的活化细胞产生，参与细胞生长、分化、修复、炎症和免疫。目前研究已表明，C 反应蛋白（CRP）、肿瘤坏死因子 α（TNF-α）、白细胞介素（IL）-6、IL-10、IL-17、血管细胞黏附分子-1（VCAM-1）、细胞间黏附分子-1（ICAM-1）等，均与高血压的发生发展有密切的联系。炎症反应参与高血压发病的主要机制：①血管内皮功能受损。人体血管内皮是保证血液在脉管内循环的基本结构基础，内皮细胞不仅是一种屏障结构，而且具有调节血管舒缩功能、血流稳定性等重要作用。NO 具有较强的舒血管作用，与血管紧张素的收缩血管作用相抵抗，NO 量的减少有利于血管的收缩，导致血压增高。炎症反应下，或通过降低内皮细胞合成氧化亚氮合成酶的能力，进而降低内皮细胞合成 NO 的能力，或通过降低动脉内皮细胞表面多糖蛋白复合物的厚度，削弱内皮细胞表面的防护能力，最终引起内皮细胞功能障碍，导致血压升高。②血管壁重构。血管壁具有感受和整合急慢性刺激并做出反应的能力，其结构处于持续的变化状态，增厚的动脉壁导致管内阻力增加，最后引起血压的升高。血管重建既是高血压所致的病理变化，又是高血压维持和加剧的结构基础。研究发现，包括炎症细胞、化学增活素和细胞因子、生长因子及病毒蛋白等在内的炎症途径，都可能导致血管壁的重构。炎症反应与高血压有着紧密的联系，炎症可能是高血压发生发展过程中又一重要的作用机制。

四、免疫紊乱

随着对高血压研究的不断深入，免疫系统的研究已成为高血压研究过程中的一个重

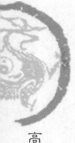

高血压的中西医结合防治

要方面。体内 CD4$^+$T 淋巴细胞的激活可产生 TH$_1$、TH$_2$ 或 TH$_{17}$ 表型，TH$_1$ 细胞主要分泌细胞因子 γ 干扰素（IFN-γ）和 IL-2；TH$_2$ 细胞分泌 IL-4、IL-5 和 IL-13；TH$_{17}$ 细胞分泌 IL-17、IL-21 和 IL-22。以上免疫细胞和炎症因子广泛介导体内免疫反应，导致高血压患者血管平滑肌细胞超氧化物的产生增强、内皮依赖性血管舒张功能降低并促进血管收缩。与效应 T 淋巴细胞作用相反，CD4$^+$CD25$^+$ 或 CD8$^+$CD25$^+$ 的调节性 T 淋巴细胞（Treg 细胞）主要诱导自身耐受和维持免疫稳态，通过 IL-10 的抗炎作用发挥生物学效应，在高血压中起保护作用，改善心脏和小动脉重塑，减少肾脏和血管氧化应激及免疫细胞浸润。

因此，免疫系统调节异常引起高血压、血管和肾脏损害的机制主要包括 3 个方面：①释放的细胞因子直接影响血管和肾脏功能；②间接刺激其他细胞释放细胞因子并募集更多的炎症细胞；③Treg 细胞与效应 T 淋巴细胞激活失衡。

目前研究指出，自发性高血压大鼠（SHR）体内白细胞总数、循环单核细胞、活化单核细胞、淋巴细胞数明显增加，肾脏淋巴细胞和巨噬细胞浸润程度与收缩压显著相关；实验研究提示，T 淋巴细胞可能参与 Ang II 诱导的血压升高及血管损伤；淋巴细胞缺陷时 Ang II 可上调肾脏 TNF-α、内皮一氧化氮合酶和环氧合酶-2 的表达，进而可促进肾脏产生 NO、前列腺素 E2 和前列环素，参与血压的调节。大量研究证实，免疫炎症细胞趋化到血管壁是高血压免疫炎症反应过程中的重要环节,趋化因子及其受体是介导免疫炎症细胞趋化过程的关键因子。

此外，免疫异常还参与高血压靶器官的损伤过程。高血压患者和实验性高血压动物模型体内免疫细胞最常见的浸润部位是血管和肾脏，血管周围脂肪组织中存在大量 T 淋巴细胞浸润，并伴有自然杀伤细胞和巨噬细胞沉积。天然免疫和适应性免疫应答均参与血管重塑过程。降低血压和改善肾功能后肾脏血管周围及肾小球附近的免疫细胞聚集现象消失。

第三节　高血压机制研究的新亮点

从高血压的流行病学角度来看，高血压的发生具有显著的遗传性，如父母双方为高血压患者的子女患高血压的概率会增加。此外，在一些同卵双胞胎中的研究表明，虽然

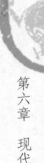

同卵双胞胎所携带的遗传物质非常接近，但是他们患高血压的情况不一样。这说明高血压不仅与遗传因素相关，还与环境因素相关。目前国内外研究一致认为，高血压是环境因素和遗传因素共同作用的复杂疾病，遗传因素对高血压的影响占 20%～55%。

以下将主要从传统遗传学和表观遗传学两方面阐述当前对高血压发病机制研究的进展及新方向。

一、高血压的遗传学研究进展

（一）高血压单基因遗传病研究

单基因遗传性高血压是由单个基因突变造成，且遗传方式符合孟德尔遗传定律的高血压。单基因遗传性高血压具有发病年龄早、靶器官损伤严重，且临床上较难治，服用 3～4 种降压药后血压仍达不到理想状态的特点。随着人类全基因测序的完成，对单基因遗传性疾病研究的逐渐成熟，通过研究可揭示直接导致高血压的致病基因突变，促进阐释高血压的发病机制。而基于致病基因有针对性的特异性治疗，其效果显著。因此，对于单基因遗传性高血压进行致病基因筛查，将有利于发现携带致病基因突变的家庭成员，达到早期诊断、早期针对性治疗和改善预后的目的。

目前常见的单基因遗传性高血压有家族性醛固酮增多症（familial hyperaldosteronism，FH）、利德尔综合征、拟盐皮质类固醇过多症（apparent mineralocorticoid excess，AME）、Gordon 综合征（也称假性醛固酮减少症Ⅱ型）、高血压伴短指畸形（也称 Bilginturan 综合征）、Bartter 综合征、von Hippel-Lindau 综合征、多发性内分泌肿瘤、嗜铬细胞瘤等。目前已明确的高血压致病基因有 25 个。按照已知单基因遗传性高血压的致病基因功能进行分类，可分为：①引起肾上腺类固醇合成异常，造成远端肾单位的盐皮质激素受体异常激活，远端肾小管钠转运失调；②直接影响远端肾小管的钠转运系统，增加水钠吸收；③影响交感神经系统，如线粒体呼吸链第二复合物［琥珀酸脱氢酶复合物亚基 A（*SDHA*）、琥珀酸脱氢酶复合物亚基 B（*SDHB*）、琥珀酸脱氢酶复合物亚基 C（*SDHC*）、琥珀酸脱氢酶复合物亚基 D（*SDHD*）］突变。

1. 类固醇合成异常

醛固酮为体内最重要的盐皮质激素，组成了肾素-血管紧张素-醛固酮系统（RAAS），具有促进肾脏钠、氯、水重吸收的作用，对血压和血容量的调节具有重要作用。醛固酮

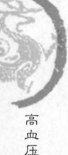

高血压的中西医结合防治

主要由肾上腺皮质球状带细胞在醛固酮合成酶的作用下将 11-去氧皮质酮合成为醛固酮。肾上腺球状带细胞膜去极化对醛固酮的产生至关重要。肾上腺皮质球状带细胞的正常超极化由向外整流的钾离子通道家族蛋白［钾离子通道超家族 K 亚基 2（KCNK2）、钾离子通道超家族 K 亚基 3（KCNK3）、钾离子通道超家族 K 亚基 9（KCNK9）］介导。细胞外高钾和血管紧张素 1 型受体（AT1R）激活都可引起细胞膜去极化。细胞外高钾通过增加钠电导引起细胞膜去极化；而血管紧张素 II 与 AT1R 结合激活的信号通路抑制钾电流，导致细胞膜去极化激活电压激活（T 型）钙通道，引起 Ca^{2+} 内流，激活钙/钙调蛋白激酶途径，增加醛固酮生物合成限速酶和醛固酮产生。所以高血钾浓度和血管紧张素 II 增加会促进醛固酮的产生。

除肾上腺外，心血管局部组织中有独立的醛固酮生成系统，具有肾素基因及血管紧张素受体。内皮细胞和平滑肌细胞中均有醛固酮受体表达，存在醛固酮合成酶，可合成醛固酮。除了受 RAAS 的影响外，醛固酮的产生还受到促肾上腺素皮质激素（ACTH）、NO、ROS、内皮素等的调节，因此，血管紧张素转换酶抑制剂（ACEI）和血管紧张素受体拮抗剂（ARB）均不能完全阻断醛固酮的生成。

家族性醛固酮增多症 I 型（FH-I），即糖皮质激素可治疗性醛固酮增多症（glucocorticoid remediable aldosteronism，GRA），为比较常见的常染色体显性疾病。其临床特征为早发（患者确诊年龄多＜20 岁）、盐敏感性的中、重度高血压，血浆醛固酮水平可明显升高或正常，而血浆肾素活性受抑制。早发脑血管意外，多为颅内血管瘤破裂的出血性脑卒中，死亡率较高。正常情况下，在肾上腺皮质球状带，醛固酮合成酶（CYP11B2）在血管紧张素 II 的激活下合成醛固酮；在束状带，11β 羟化酶（CYP11B1）受促肾上腺皮质激素（ACTH）调控合成糖皮质激素。CYP11B2 和 CYP11B1 在序列上具有高度同源性。在减数分裂期间，由于两条 8 号染色单体联会时发生错配，造成 8 号染色体上醛固酮合成酶基因（CYP11B2）和 11β 羟化酶基因（CYP11B1）间相互嵌合，形成一个新的"融合基因"，即由 CYP11B1 的启动子区（调控区）和 CYP11B2 的编码区嵌合而成，该嵌合基因不受血管紧张素 II 和血钾调控，而受 ACTH 调控，合成醛固酮增多导致 GRA。因此，糖皮质激素可治性醛固酮增多症患者可使用低剂量的糖皮质激素抑制 ACTH 产生，和（或）使用盐皮质激素受体拮抗剂——螺内酯、依普利酮阻断醛固酮与盐皮质激素受体结合进行治疗。

家族性醛固酮增多症 II 型（FH-II）也是常染色体显性遗传疾病，主要临床特征与

FH-Ⅰ相似，但是糖皮质激素治疗对其无效。家族性醛固酮增多症Ⅱ型由醛固酮产生的肾上腺皮质过多或腺瘤所导致，研究将其候选致病基因定位在 *7p22*，但其致病基因突变尚未被发现。

家族性醛固酮增多症Ⅲ型（FH-Ⅲ）是 2011 年被发现的常染色体显性遗传疾病，由编码内向整流 K^+ 通道 Kir3.4 的基因（*KCNJ5*）突变所致。该基因突变导致 Kir3.4 的选择性丧失，钠电导增加，肾上腺皮质球状带细胞去极化，电压激活 Ca^{2+} 通道，Ca^{2+} 内流增加，细胞内 Ca^{2+} 信号通路过度激活，导致醛固酮持续高合成及肾上腺增生。该基因突变的患者临床表现与 FH-Ⅱ相似。

原发性醛固酮增多症（primary aldosteronism）由非血管紧张素Ⅱ或高血钾导致的醛固酮分泌增多引起。最常见原因为双侧或单侧肾上腺增生、醛固酮腺瘤。原发性醛固酮增多症在人群中的发病率约为 2%，在高血压人群中约 10%，占难治性高血压患者的 20%～25%。约 5%的原发性醛固酮增多症符合孟德尔遗传定律。原发性醛固酮增多症患者临床主要表现为高血压伴低血钾，循环肾素活性降低。据文献报道≤40%的醛固酮腺瘤患者由体细胞 *KCNJ5* 基因突变引起，在 7%的醛固酮腺瘤患者中发现另外 3 个基因的突变，包括 *ATP1A1* 编码钠钾 ATP 酶 α1 亚基、*ATP2B3* 编码钙 ATP 酶 3[类似于肌浆内质网钙 ATP 酶（SERCA）]和 *CACNA1D* 编码 L 型 Ca^{2+} 通道（CaV1.3）。上述基因的突变导致细胞膜去极化，细胞内钙流增加，促进醛固酮产生，从而引发疾病。

拟盐皮质类固醇过多症（apparent mineralocorticoid excess，AME）主要临床症状为低肾素、高血压伴随着低钾血症和代谢性碱中毒。正常情况下，皮质醇和醛固酮都具有盐皮质激素受体（MCR）激动剂活性，11β-羟基类固醇脱氢酶（HSD11B2）主要作用为代谢皮质醇，阻止其与 MCR。而 *HSD11B2* 突变导致其表达减少或活性降低，使皮质醇激活盐皮质激素受体，引起高血压。HSD11B2 缺陷也可能由其抑制剂——甘草酸引起。低钠饮食和螺内酯对 AME 患者有较好疗效，主要作用机制为阻止皮质醇和醛固酮与 MCR 结合。甘草酸导的高血压和低钾血症为皮质醇依赖性的，也能使用螺内酯治疗。另外，MCR 基因（*S810L*）突变也会导致高血压甚至孕期高血压的发生。其致病机制为该突变导致盐皮质激素受体持续激活，且其特异性变差。如类固醇激素或黄体酮因缺少 21-羟基通常为盐皮质激素受体阻断剂，但是该突变使类固醇激素也可作为其激活剂。携带该基因突变的女性在妊娠期间血压严重升高。尽管现在对携带该突变的男性和非妊娠女性还没有特异性的治疗策略,但是有证据表明螺内酯会恶化携带该基因突变的高血压患者。

皮质醇合成酶的缺陷导致一系列常染色体隐性遗传病,如先天性肾上腺皮质增生(congenital adrenal cortical hyperplasia)。在这些疾病中,血浆促肾上腺皮质激素会增加以产生过多的皮质醇和一些异常的产物导致高血压。与高血压相关的酶突变包括 11β 羟化酶(CYP11B)、3β 羟化类固醇脱氢酶(HSD3B2)、17α 羟化酶(CYP17A1)、胆固醇碳链酶(CYP11A1)等。隐性遗传的 *CYP11B* 突变引起的 11β 羟化酶缺陷导致血清中去氧皮质酮水平增高。糖皮质激素治疗对该突变引起的疾病有效,而正常水平的去氧皮质酮水平可作为有效治疗的指示剂。氢化可的松常用于儿童患者的治疗,因其可最大程度上保护他们的生长潜能以防发展为医源性库欣综合征。但对部分患者需进行双肾上腺切除才可安全有效地管理血压。如果患者没有出现高盐摄入,那么盐皮质激素的替代治疗也是有必要的。应用皮质醇也是治疗 17α 羟化酶 *CYP17A1* 突变引起疾病最主要的方法。

2. 钠水潴留

假性醛固酮减少症Ⅱ型(pseudohypoaldosteronism)为常染色体显性遗传,高血压与高钾血症、代谢型酸中毒和增加肾脏盐再吸收有关。该疾病的治疗包括低盐饮食和应用利尿剂,目的是降低氯摄入和阻止 Na^+-Cl^- 共转运活性。假性醛固酮减少症Ⅱ型的致病基因首先由 Mansfield 于 1997 年定位,然后发现是由丝/苏氨酸蛋白激酶(WNK)活性缺陷导致的。WNK 通过启动信号通路控制肾脏 NCC(Na^+/Cl^- 协同转运蛋白)和 NKCC2(Na^+/K^+/$2Cl^-$ 协同转运蛋白 2)离子共转运蛋白的活性来调节哺乳动物血压。哺乳动物 WNK 有 4 个亚型通过激活 SPS1 相关脯氨酸/丙氨酸激酶(STK39)和氧化应激反应激酶 1(OSR1)实现其生理效应。STK39 和 OSR1 一旦磷酸化将被激活,可通过激活钠离子共转运蛋白,或抑制钾离子共转运蛋白从而促进盐潴留。尽管肾小球滤过率正常,*WNK1* 和 *WNK4* 基因突变也会导致肾脏钾分泌减少。研究表明,人 *WNK1* 基因内含子突变导致 *WNK1* mRNA 表达增加与假性醛固酮减少症Ⅱ型相关。编码 *WNK4* C 段的突变也会导致假性醛固酮减少症Ⅱ型。尽管如此,这些突变仅为少数假性醛固酮减少症Ⅱ型患者的致病原因,大量的假性醛固酮减少症Ⅱ型患者的致病原因现在仍不清楚。通过外显子测序进一步发现了 2 个基因(*KLHL3* 和 *CUL3*)与假性醛固酮减少症Ⅱ型相关。Louis-Dit-Picard 等用外显子测序的方法发现 *KLHL3* 突变与 2 个假性醛固酮减少症Ⅱ型家系关联。*KLHL3* 基因突变与远曲管中钠离子共转运蛋白活性增加相关。CUL3 作为支架蛋白，通过其 N 端与 KLHL3 复合体结合。KLHL3 是泛素连接酶复合体底物识别亚基，通过 Kelch 作用域为泛素化招募底物。CUL3 蛋白 C 端也会与 RBX1（环指蛋白）相互作用，而 RBX1 与泛素 E2 酶结合促进泛素转移到底物结合区。KLHL3 和 CUL3 形成的 E3 连接酶复合体除了能降解特异底物外，还能调节膜蛋白的内吞，可通过 CRL3、KLHL3 依赖的泛素化调节钠共转运蛋白的穿梭从而调节电解质平衡。因此，CUL3 和 KLHL3 突变可能通过 CRL3 和 KLHL3 形成的泛素复合体抑制 WNK4 或其他 WNK 亚型的泛素化，导致血压的主调节因子在细胞内聚集。反过来，*CUL3* 和 *KLHL3* 突变能导致 STK39、OSR1 和 NCC/NKCC2 的过度激活，从而增加盐潴留和高血压。

利德尔综合征是常染色体显性遗传疾病，病理表现为高血压和醛固酮过量，低肾素血症。该病由上皮钠离子通道（ENaC）β 和 γ 亚基基因（*SCNN1B*、*SCNN1G*）突变导致删除脯氨酸富集区域所致。脯氨酸富集区域与阻遏蛋白 NEDD4L 结合促进钠离子通道降解。如 β 和 γ 亚基发生突变，不能与 NEDD4L 结合会导致钠离子通道降解减缓，并延长肾远端小管细胞表面 ENaC 的半衰期，导致钠重吸收率升高、容积膨胀和高血压。使用阿米洛利或氨苯蝶啶治疗利德尔综合征可降低血压并矫正低钾血症和酸中毒。这些药物有效地阻断了集合小管 ENaC 的持续激活。ENaC 活性的增加并非醛固酮介导，因此特异性的醛固酮拮抗剂，如螺内酯和依普利酮对利德尔综合征并没有较好的疗效。

3. 交感神经通路

嗜铬细胞瘤（pheochromocytoma）是少有的肾上腺神经内分泌肿瘤。每年 100 万人中有 2～4 人患嗜铬细胞瘤。嗜铬细胞瘤和交感神经副神经节瘤在组织结构和功能上相似，都会引起阵发或持续的高血压。约有 30% 嗜铬细胞瘤和交感神经副神经节瘤由生殖突变引起。常染色体显性遗传的嗜铬细胞瘤由促癌基因 *RET* 的突变导致。嗜铬细胞瘤其他的易感基因包括肿瘤抑制因子（VHL）、琥珀酸脱氢酶复合物亚基（*SDHA*、*SDHB*、*SDHC* 和 *SDHD*）、驱动蛋白样蛋白 β（KIF1Bβ）的基因、缺氧诱导脯氨酸羟化酶Ⅰ（EGLN1）的基因等。尽管扫描疾病的致病基因费用较高，但是对于疾病的早期诊断、疾病预测，优生优育具有重要作用，目前对该疾病的治疗方法为使用 α 受体阻滞剂和 β 受体阻滞剂或手术。

目前通过研究单基因遗传性高血压已经发现一系列与高血压相关的基因突变，拓新了对原发性高血压发病机制和防治的认识。通过基因突变筛查可做出准确的基因诊断，指导治疗。同时也为依据基因变异不同（基因诊断）个体化抗高血压治疗提供了良好的范例。但是群体中单基因遗传性高血压较原发性高血压比例低，因而不能通过突变基因完全理解原发性高血压的发病机制，且在高血压的发病过程中不仅受到遗传因素的影响，也受环境因素影响。因此，围绕高血压群体进行全基因组关联分析以揭示高血压相关的易感基因或单核苷酸多态（SNP）的研究随之展开。

（二）高血压群体遗传学研究

通过对高血压群体全基因组关联分析研究（GWAS）表明，*UMOD* 基因启动子区 SNP rs13333226 与高血压低风险相关，且降低 UMOD（尿调节素）的分泌。*UMOD* 基因敲除小鼠较正常对照组血压显著降低，对盐诱导的血压升高具有抵抗作用，且压力-利钠曲线左移。此外，*UMOD* 过量表达会促进血压升高。利尿剂治疗转基因小鼠或带有纯合 *UMOD* SNP 的高血压患者会显著增加尿钠排泄并降低血压。这些研究表明，携带该 *UMOD* SNP 的高血压患者能更好地阻断 NKCC2。因为容量过度负荷被认为是抵抗性高血压最主要的原因之一，对具有 *UMOD* SNP 的患者进行髓袢利尿剂靶向治疗疗效明显优于其他治疗方法。

群体遗传学研究表明，钠尿肽基因的 SNP 可能通过影响血压改变心血管疾病的易感性。在心脏中，脑钠肽（BNP）的基因 *NPPB* 产生由 134 个氨基酸组成的 BNP 前体肽，经剪切形成 26 个氨基酸单肽和 108 个氨基酸激素原（pro-BNP），随后丝氨酸蛋白酶 Corin 将 pro-BNP 裂解为由 32 个氨基酸组成的具有生物活性的 BNP、由 76 个氨基酸组成的线性 N 段多肽。成熟的 BNP 与心钠肽受体（NPRA）结合，激活第二信使 cGMP 并介导 BNP 的生物学功能，包括尿钠排泄、血管舒张、增加心室放松、抑制成纤维细胞活化和抑制 RAAS。BNP 有 2 种降解机制，由细胞金属内肽酶催化降解和由钠尿肽受体 3（NPR3）清除。NPR3 能与心房钠尿肽（ANP）、脑钠肽（BNP）、C 型钠尿肽结合。研究表明，在欧洲和东亚人群中 *NPR3* 基因的 SNP 与血压调节相关。*NPPA* 和 *NPPB* 分别编码 ANP 和 BNP，位于 *NPPA* 和 *NPPB* 基因的 SNP 与循环钠尿肽的水平相关，大规模的流行病学研究表明这些 SNP 与血压相关。*NPPA* SNP rs5068（A/G）与 ANP 血浆水平相关。携带 *rs5068* G 等位基因的人群其患高血压的风险较 *AA* 等位基因携带者低 15%。rs5068 SNP 位于 *NPPA* 基因 3′非编码区，而小RNA（miRNA）通过与基因 3′非编码区结合起到抑制基因表达的作用。近期研究表明，miR-425 在人心房和心室表达，预测其与 rs5068 SNP 所在序列结合。miR-425 通过与

带有等位基因 *A* 的序列结合沉默 *NPPA* 基因的表达,而等位基因 *G* 的出现使 miR-425 不能与 *NPPA* 3'非编码区结合。这暗示我们 miR-425 为 ANP 表达的调节因子,miR-425 拮抗剂可能是盐超载疾病高血压和心力衰竭潜在的治疗药物。

二、高血压表观遗传学研究进展

随着研究的深入,表观遗传学受到了越来越多的关注。2003 年为期 5 年的人类表观基因组计划(HEP)正式启动。国际人类表观遗传学合作组织(IHEC)于 2010 年在巴黎成立,并计划在第一阶段 10 年内标记出 1000 个参考表观基因组。德国于 2012 年启动人类表观遗传学研究计划(DEP),其发展目标是标记测量健康细胞和疾病细胞的表观遗传基因开关。表观遗传学研究有助于揭示传统遗传学难以解释的方面,同时揭示相同的基因组序列出现不同表型。目前表现遗传学已经进入主流生物学,并且推动了遗传学新的发展,已成为生命科学许多领域的研究前沿。近年来如此重视表观遗传学研究,不仅因它对医学和农业可能有重要的意义,而且该研究还提供了评价遗传和进化的新观点。

表观遗传学研究包括 DNA 甲基化、翻译后组蛋白修饰、非编码 RNA 介导的 RNA 调控机制。表观遗传修饰能被很多因素诱发,包括胎儿和儿童发育期环境的影响、化学暴露、年龄、饮食习惯、处方药的使用等。随着表观遗传学研究的兴起,高血压的表观遗传学也逐渐开展并取得了一定的进展。

(一)DNA 甲基化

DNA 甲基化(DNA methylation)是常见的表观遗传学现象,它是指在 DNA 甲基转移酶(DNMTs)的作用下,将甲基添加在 DNA 分子中的碱基上。

常见的 DNA 甲基化发生在 DNA 链上的胞嘧啶第 5 位碳原子和甲基间的共价结合,胞嘧啶由此被修饰为 5-甲基胞嘧啶(5mC)。哺乳动物基因组 DNA 中 5mC 占胞嘧啶总量的 2%～7%,约 70%的 5mC 存在于 CpG 二联核苷上。在结构基因的 5'端调控区段,CpG 二联核苷常常以成簇串联的形式排列,这种富含 CpG 二联核苷的区域称为 CpG 岛(CpG islands),其大小为 500～1000bp,约 56%的编码基因含该结构。CpG 岛具有以下特征:①CpG 岛主要位于基因的启动子区,少量位于基因的第一个外显子区。②CpG 岛一般是非甲基化的。看家基因的启动子都含 CpG 岛,且保持非甲基化状态,组织特异性基因则缺乏这样的结构。哺乳动物基因有两种启动子，即富含 CpG 序列且保持非甲基化状态的启动子和 CpG 含量较少、在大多数组织中甲基化的启动子，后一种总是出现在组织特异性表达的基因内，其表达活性受到调控且在大多数组织中被抑制。③启动子区的 CpG 甲基化可直接导致相关基因的表观遗传学基因沉默，而基因下游即非岛区 CpG 的甲基化不抑制基因的转录。目前认为基因调控元件（如启动子）的 CpG 岛中发生 5mC 的修饰，会在空间上阻碍转录因子复合物与 DNA 的结合，因此，DNA 甲基化一般与基因沉默（gene silence）相关联；而非甲基化一般与基因活化（gene activation）相关联。基因在甲基化后去甲基化（demethylation）则往往与一个沉默基因的重新激活（reactivation）相关联。④启动子区 CpG 甲基化的密度与转录的抑制程度相关，弱的启动子能被密度较低的甲基化完全抑制，当启动子被增强子增强时，能恢复转录功能，但如果甲基化的密度进一步增加，转录就又会被完全抑制。

DNA 甲基化的不同程度与不同严重程度、不同时间发生的高血压有关。全基因组的 DNA 甲基化可通过测定 5mC 的数量来定量。Smolarek 等发现正常人群外周血中全基因组 5mC 的平均水平显著高于高血压群体的水平，且在二级高血压群体中的甲基化程度较一级高血压群体更低。这说明全基因组 DNA 甲基化水平的降低与高血压严重程度呈正相关。

关于甲基化与血压相关最有力的研究来自于 Kato 研究团队。Kato 等在包含东亚、南亚和欧洲共 320 251 名个体中通过全基因组关联分析和复制研究发现了 12 个与血压调节相关的新位点。这 12 个新位点所在基因与血管平滑肌和肾功能相关，包括胰岛素样生长因子结合蛋白 3（IGFBP3）、钾离子通道蛋白 3（KCNK3）、磷酸二酯酶 3A（PDE3A）、假性组蛋白赖氨酸 N-甲基转移酶（PRDM6）、Rho GTP 酶激活蛋白 24（ARHGAP24）、锌指转录因子（OSR1）、溶质载体家族 22（SLC22A7）、T-box 家族转录因子（TBX5）。进一步通过在 1904 名南亚人中研究与血压相关的 SNP 和 DNA 甲基化的关系发现，SNP 导致的序列改变使 DNA 甲基化位点富集增加 2 倍。35 个相关的 SNP 中有 28 个 SNP 与 1～2 个 DNA 甲基化位点相关，这表明 DNA 甲基化可能是连接 SNP 和血压的调节途径。同时外周血的 DNA 甲基化与肝脏、肌肉、皮下等组织中的甲基化密切相关，血液中甲基化的水平可能为组织甲基化模式提供依据。因此，对与高血压发病密切相关的组织，如血管、肾脏进行甲基化研究非常有必要。

最初与高血压相关的甲基化研究集中在全基因组的 5mC 水平与高血压的关系上，

但是近年多集中在研究特定基因的甲基化。类固醇脱氢酶（HSD11B2）主要功能为将皮质醇转化为皮质酮。皮质醇和醛固酮一样可以与盐皮质激素受体结合，但是由于激素水平不同，皮质醇在肾脏中对钠重吸收有重要作用并进一步影响动脉压。当 HSD11B2 启动子区高甲基化时，HSD11B2 介导的皮质醇降解作用被阻断，引起体内皮质醇和皮质酮、四氢皮质醇和四氢皮质酮的代谢失衡而促进高血压的发病。Friso 等也发现 HSD11B2 启动子甲基化与原发性高血压相关，并破坏四氢皮质醇和四氢皮质酮的比例。

众所周知，RAAS 对动脉压调节有重要作用，任何参与 RAAS 功能的基因改变对个体发展为高血压都有显著作用。这一效应在高血压动物模型中被广泛证实。母体遗传的低蛋白大鼠肾上腺 Atgr1b 基因（血管紧张素Ⅱ受体 1β）启动子低甲基化通过增强盐敏感性促进高血压的发生。同样的效应在另一个研究中也被观察到，妊娠期的母体蛋白缺乏可诱导 RAAS 系统基因 ACE 启动子低甲基化，从而引起子代易发高血压。人 PRCP 基因编码溶酶体脯氨酰羧肽酶，主要作用为裂解多肽上与脯氨酸连接的 C 端氨基酸，如血管紧张素Ⅱ和血管紧张素Ⅲ。研究表明，在年轻的非洲男性中进行 DNA 甲基化芯片发现在高血压个体中 PRCP 基因启动子低甲基化。同样的 Atgr1a 的表达在 20 周龄 SHR 中的表达显著高于其对照 WKY 大鼠，通过重亚硫酸盐测序发现 SHR 肠系膜动脉和腹主动脉的内皮细胞 Atgr1a 启动子随着年龄增长逐渐去甲基化，这表明由基因的低甲基化引起的 Atgr1a 表达升高对于维持高血压有重要作用。体细胞产生的 ACE 能将血管紧张素Ⅰ转化为活化型血管紧张素Ⅱ，因此对调节血压有重要作用。内皮细胞和 WKY 大鼠进行的重亚硫酸盐测序显示血管紧张素转换酶（ACE）的超甲基化与 ACE 转录抑制相关，这说明可能由启动子甲基化调节的 ACE 表达参与了高血压的发生。

膜转运蛋白 NKCC1（钠钾氯共转运蛋白）由 SLC12A2 基因编码，介导 Na^+、K^+、Cl^- 的转运，参与动脉血压调节。SHR 主动脉和心脏 SLC12A2 基因启动子低甲基化导致 NKCC1 表达增加，且与高血压呈正相关。

甲基 CpG 结合蛋白 2（MECP2）通过甲基化去甲肾上腺素转运蛋白（NET）沉默其表达。去甲肾上腺素转运蛋白的超甲基化导致去甲肾上腺素和多巴胺从突触间隙转运到突触前神经元的转运能力增加引起高血压。此外，苯乙醇胺 N 甲基转移酶（PNMT）与甲基 CpG 结合蛋白 2 作用相似，研究表明 PNMT 加剧去甲肾上腺素摄入降低，从而增加局部和系统儿茶酚胺效应。

（二）组蛋白修饰

真核生物 DNA 通过缠绕在核心组蛋白八聚体（各两分子的 H_2A、H_2B、H_3、H_4）上构成了染色质的基本单位——核小体。核小体正确的解体与装配能从源头调控 DNA 复制及基因表达。因此染色质的结构不仅为基因表达提供了遗传信息，也通过另一层面调控基因表达。核小体中 H_3、H_4 构成组蛋白核心四聚体。组蛋白 H_3、H_4 携带的一系列稳定修饰被认为可在有丝分裂细胞周期中得到继承，起到表观遗传信息的作用。

组蛋白修饰是表观遗传学研究的重要内容之一。染色体中的组蛋白虽然在进化中高度保守。但它们并不是保持恒定的结构，而是动态变化的，其修饰状态不仅控制着转录复合物能否靠近，影响基因的表达活性，而且有效地调节染色质转录活跃或沉默状态的转换，并为其他蛋白因子和 DNA 的结合产生协同或拮抗效应。被组蛋白覆盖的基因如果要表达，首先要改变组蛋白的修饰状态，使其和 DNA 的结合由紧变松，这样靶基因才能和转录复合物相互作用。因此，组蛋白是重要的染色体结构维持单元和基因表达负控制因子。常见的组蛋白修饰包括乙酰化、甲基化、磷酸化、类泛素化和糖基化。

组蛋白不同的修饰方式对核小体有不同的作用，可能产生协同或者拮抗作用来调控基因转录。组蛋白乙酰化使组蛋白尾部正电荷减少，从而削弱了与带负电荷 DNA 骨架的作用，而促进染色质呈开放状态。因此，组蛋白乙酰化促进基因转录，而去乙酰化会抑制转录。组蛋白甲基化激活或抑制基因转录主要依赖于修饰的位点，以及赖氨酸残基的单甲基化、双甲基化或三甲基化。组蛋白第 79 位赖氨酸（K）甲基化抑制基因转录，而该位置精氨酸（R）的甲基化则促进基因转录。组蛋白第 9 位赖氨酸的超甲基化沉默基因转录，而该位点单甲基化激活基因的转录。

组蛋白修饰对动脉血压的影响在人和动物组织中都有研究。血管氧化应激会导致血压功能异常并发展为高血压。Bhatt 等研究表明，藜芦醇在 SHR 中有改善血管功能的作用。进一步的机制研究表明，在盐敏感高血压大鼠模型的肾动脉中发现表观遗传学的修饰，即 H3K27me3 表达增加，这可能与高血压的改善相关。内皮型一氧化氮合酶（eNOS）主要负责在血管内皮层产生 NO，对血管舒张有促进作用。eNOS 的活性在心血管疾病中降低。Fish 等发现与不表达 eNOS 的细胞系相比，内皮细胞 eNOS 的表达受到细胞特异组蛋白修饰的调控，在内皮细胞中与 eNOS 启动子结合的核小体富集 H3K9 乙酰化、

H4K12 乙酰化和 H3K4 二或三甲基化等修饰的组蛋白，且这些组蛋白的表观遗传学修饰对促进 eNOS 的表达非常重要。

Riviere 等研究发现，ACE 的表达受到启动子区甲基化的调控，而组蛋白去乙酰化和启动子甲基化一样能抑制基因表达。Lee 等发现，SHR 肾上腺、主动脉、心、肾等组织中 ACE mRNA 和蛋白水平都显著高于 WKY 对照，且 SHR 肾上腺、主动脉、心、肾等组织 ACE 启动子区富集 H3Ac 和 H3K4me3，而 SHR 肾上腺、心、肾组织 ACE 启动子区 H3K9me2 减少。因此 SHR 组织中 ACE 的表达通过组蛋白修饰被上调。与 Lee 等的研究一样，Cho 等的研究再次证实了组蛋白修饰和 DNA 甲基化一样在高血压发展中对基因调节都有重要作用。研究发现，SD 大鼠经 angiotensin Ⅱ 诱导后其主动脉中 Nkcc1 mRNA 和蛋白水平显著升高，组蛋白 H3ac 显著增加而 H3me2 降低。

DOT1 为甲基转移酶，能促进 H3K79 的甲基化。DOT1 介导的 H3 超甲基化会阻断在 DNA 修复时维持端粒长度的基因沉默。这一阻断作用与降低结缔组织生长因子（CTGF）转录、增加胞内环磷酸腺苷（cAMP）和改变血管顺应性有关。

肾交感神经系统的激活在盐敏感高血压发展中起到重要作用，肾交感神经被过度激活能促进多个导致钠潴留机制的激活，包括激活肾素释放、减少肾血流、增加亨利环钠重吸收。WNK 家族所代表的丝/苏氨酸蛋白激酶对肾小管钠重吸收有重要作用，在正常血压小鼠中低钠饮食降低肾脏 WNK4 的表达，然而高钠饮食增加其表达。肾交感神经的激活也能通过活化 β2 肾上腺素受体（β2AR）产生 cAMP 促进钠重吸收和增加肾上皮钠通道活性（ENaC）。WNK4 靶向 ENaC 可能也参与了肾交感神经激活引起的促高血压效应。除了经典的 cAMP 信号通路，cAMP 还通过抑制组蛋白去乙酰化酶 8（HDAC8）的活性而增加组蛋白乙酰化从而调控基因的转录。Mu 等发现盐负荷引起 β2AR 激活，导致 WNK4 基因的转录减少，钠潴留增加。β2AR 激活抑制 cAMP 依赖的组蛋白去乙酰酶 8（HDAC8）活性，并增加组蛋白乙酰化，导致糖皮质激素受体结合到含有糖皮质激素负调控元件的 WNK4 启动子区域，从而抑制 WNK4 表达。在盐敏感性高血压、交感神经过度兴奋的大鼠模型中，盐负荷抑制肾 WNK4 基因表达，激活钠氯共转运蛋白（NCC）并诱导盐依赖性高血压。这些发现说明在盐敏感性高血压的发展中 WNK4 基因的转录受表观遗传调节。肾 β2AR-WNK4 途径可能是盐敏感性高血压的潜在的治疗靶点。

（三）非编码 RNA

非编码 RNA（non-coding RNA）是指不编码蛋白质的 RNA。其中包括核糖体 RNA（rRNA）、转运 RNA（tRNA）、核小 RNA（snRNA）、核仁小 RNA（snoRNA）、小 RNA（miRNA）等多种已知功能的 RNA，还包括未知功能的 RNA。这些 RNA 的共同特点是都能从基因组上转录而来，但是不翻译成蛋白，在 RNA 水平上就能行使各自的生物学功能了。随着高通量测序技术、基因芯片及生物信息学的快速发展，这些大量的非编码 RNA 在人类生物学和疾病中发挥的作用被逐步揭示出来。其中具有调控作用的非编码 RNA 主要包括 miRNA、长链非编码 RNA（lncRNA）及环状 RNA（circRNA）。近年来大量研究表明，非编码 RNA 在人类疾病的调控中扮演了越来越重要的角色。肿瘤、神经系统疾病、心血管疾病的发生，以及参与免疫与代谢疾病调控、精子发育调控等，为开发疾病诊断标志物及筛选新药靶标带来诸多新的方向。

1. miRNA

miRNA 是一类由内源基因编码的、长度为 20～24 个核苷酸的小 RNA。它们广泛存在动植物中，主要通过与靶基因的 3′非编码区（UTR）结合，参与基因的转录后调控实现对靶基因表达的负向调节，其在肿瘤发生发展、生物发育、器官形成、病毒防御、表观调控及代谢等方面起着极其重要的调控作用。miRNA 具有非常复杂的调控网络，往往一个 miRNA 可以调控多种靶基因，而同一个靶基因也可以由很多个 miRNA 来进行调节。据推测，miRNA 调节着人类 1/3 的基因。

现在普遍认为 miRNA 的产生途径：在细胞核内 RNA 聚合酶 II 或 RNA 聚合酶III将 miRNA 相关基因转录为几千个核苷酸的初级 miRNA（pri-miRNA）。随后由微处理复合物 Drosha-DGCR8 将 pri-miRNA 裂解成发卡结构的前体 miRNA（pre-miRNA），以上过程是在核内进行的。接着，由 Exportin-5-Ran-GTP 复合物将 pre-miRNA 转运出核。在胞质中，与双链 RNA 结合蛋白 TRBP 结合的 RNase Dicer 酶将 pre-miRNA 分解成成熟长度的双链 miRNA。最后双链的 miRNA 被转载进 RISC 复合体催化元件（AGO2）形成 RISC（RNA 诱导沉默复合体）。miRNA 双链中的一条链保存在 RISC 中，另一条链则被排出复合物外并迅速降解。

目前的研究表明，miRNA 调节靶基因表达主要通过抑制 mRNA 翻译和促进 mRNA 降解来实现。主要的作用机制：①翻译抑制。miRNA 与靶 mRNA 通过 6～7 个碱基互补结合，可导致 miRNA 在蛋白质翻译水平上抑制靶基因表达（哺乳动物中比较普遍）。②mRNA 的降解。miRNA 也有可能影响 mRNA 的稳定性。如果 miRNA 与靶位点完全互补（或者几乎完全互补），那么这些 miRNA 的结合往往会引起靶 mRNA 的降解（在植物中比较常见）。通过这种机制作用的 miRNA 的结合位点通常都在 mRNA 的编码区或开放阅读框中。每个 miRNA 可以有多个靶基因，而几个 miRNA 也可以调节同一个基因。

目前已经有大量研究表明，循环 miRNA 和组织特异表达的 miRNA 在高血压的发生发展过程中起着重要作用，如 Hcmv-miR-UL122、let-7e、miR-1、miR-17、miR-21、miR-210 和 miR-505 等 miRNA 在高血压患者的外周血中表达升高。进一步研究与高血压相关 miRNA 的功能发现，其参与调节内皮细胞功能、血管平滑肌细胞功能、血管生成、血管炎症反应及 RAAS 等与高血压相关的信号通路。miR-34a 和 miR-217 靶向抑制 *SIRT1* 的表达，从而促进内皮细胞的衰老；miR-146a 和 miR-181a 靶向 NOX4 引起内皮细胞增殖减少，衰老增加；miR-143/145 抑制 KLF4、KLF5、MYOC 的表达从而引起平滑肌细胞的分化。miR-27b、miR-130a、miR-378、miR-17-92 cluster 和 let-7f 具有促进血管生成的作用，而 miR-15、miR-16、miR-20a、miR-20b、miR-24 和 miR-221/222 起到抗血管生成的作用。同样，在高血压发病进程中起重要作用的 RAAS 系统基因也受到 miRNA 的调控，如 miR-155 靶向抑制 ATGR1 的表达，miR-145 靶向抑制 *ACE* 的表达，而 miR-124 和 miR-135a 靶向盐皮质激素受体 NR3C2 抑制其翻译。由于 miRNA 的多靶向性，研究发现 miRNA 的表达差异能在不同细胞或组织中具有靶向特异性。如 miR-221/222 不仅能调节平滑肌细胞的分化，也能抑制内皮细胞血管形成。miR-221/222 在血管平滑肌细胞中通过靶向 p27（Kip1）、p57（Kip2）和 c-kit 抑制其表达调节平滑肌细胞分化；在血管内皮细胞中抑制 eNOS 和 c-kit 的表达从而起到抗血管生成的作用。miR-21 在血管平滑肌细胞中靶向抑制 PTEN 的表达阻止细胞凋亡；在内皮细胞中抑制 RhoB 的表达从而抑制血管内皮细胞增殖、迁移和小管发生。

随着高血压病理过程分子机制的不断深入理解和体内外靶标 miRNA 在高血压发病机制中的深入研究，基于 miRNA 如此复杂而又精细的调节机制，miRNA 成为调节整个信号通路及多种病理过程最具潜力的靶点。而 RNA 分子输送技术的提高，也使得基于 miRNA 的疾病治疗方案变得更具可行性，主要以 miRNA 类似物形式或 miRNA 抑制剂形式研发 miRNA 药物。虽然基于 miRNA 的药物研发为我们带来新的希望，但目

高血压的中西医结合防治

前 miRNA 药物研发仍面临众多挑战，主要包括对体内应用的 miRNA 类似物及 miRNA 抑制剂进行化学修饰以增加其稳定性、选择优化药物输送体系、消除潜在的免疫刺激作用及对病变区域靶向的特异性等。

2. lncRNA

lncRNA（长链非编码 RNA）是一类长度＞200 个核苷酸的 RNA 分子，不编码蛋白，位于细胞核或胞质内。目前，在人类和动物的研究中表明，lncRNA 的异常表达或突变与多种疾病相关，且在细胞周期调控、免疫监视和胚胎干细胞多能性等过程中发挥作用。关于 lncRNA 与包括肿瘤在内的疾病相关联的证据可为疾病诊断和治疗提供依据和靶点，对 lncRNA 功能的深入研究将使目前对细胞的结构网络和调控网络的认识带来革命性的变化，具有不可估量的科学和临床价值。

根据目前的研究进展，lncRNA 具有 mRNA 样结构，包括 polyA 尾巴与启动子结构；启动子同样可以结合转录因子；具有动态的表达与不同的剪接方式；虽然表达量远低于编码基因，但大多数的 lncRNA 在组织分化发育过程中都具有明显的时空表达特异性；lncRNA 的亚细胞位置呈多样化；序列上保守性较低，但功能上具有一定的保守性。与 miRNA 不同的是，lncRNA 没有一种普遍的作用模式，它以许多不同的方式来调控基因表达和蛋白合成。按照 lncRNA 在基因组上的位置，可分为以下几类：①基因间区 lncRNA，产生于两个基因之间的区域。②内含子区长链非编码 RNA（内含子 lncRNA），来源于次级转录物的内含子区域（有时可能为 mRNA 前体序列）。③正义链长链非编码 RNA（正义 lncRNA），与相同链的另一个蛋白质编码基因的一个或多个外显子相重叠。④反义链长链非编码 RNA（反义 lncRNA），与相反链的另一个蛋白质编码基因的一个或多个外显子相重叠。⑤双向长链非编码 RNA（双向 lncRNA），它的转录起始位点与相反链上编码蛋白质基因的转录起始位点非常接近，但转录方向相反。

一般来说，lncRNA 可从表观遗传学、转录及转录后三种层面实现对基因表达的调控，可通过与 DNA/RNA 结合或与蛋白结合起到顺式（cis）调控或反式（trans）调控基因和蛋白表达。目前发现的 lncRNA 表观遗传学的调控方式为染色质重塑，主要为 lncRNA 通过招募染色质重塑复合物至特定的基因组位点使其发生催化活性。如 ANRIL（*INK4* 基因座反义非编码 RNA）能顺式（主要模式）及反式作用于 *INK4β* 基因的启动子及外显子 1，导致 H3K4me3 水平降低，H3K9me3 水平升高，促进异染色质形成，引起 *INK4β* 基因沉默。lncRNA 可通过多种机制进行转录水平调控，包括自身作为共调节

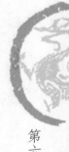

因子、修饰转录因子活性、调节共调节因子的结合和活性等。lncRNA 可靶向基因转录过程的不同环节，如转录激活因子、阻遏蛋白，包括 RNA 聚合酶 II 甚至 DNA 双链在内的转录反应成分来调节基因转录和表达。这些 lncRNA 可能形成一个包括转录因子的调控网络，在复杂的真核生物中精细调控基因表达。如 lncRNA D1-pncRNA 在 DNA 损伤时由 *cyclin D1* 启动子转录产生，它在基因 *cyclin D1* 的启动子区招募 RNA 结合蛋白 TLS 抑制 CBP/p300 和 CREB 组成的转录复合物的组蛋白乙酰转移酶活性，进而抑制 *cyclin D1* 转录。lncRNA 对基因转录后调控，包括互补的 lncRNA 与 mRNA 形成 RNA 双链体可掩盖 mRNA 内部与反式作用因子结合必需的主要元件，可能影响转录后基因表达的任何步骤，包括 pre-mRNA 的加工、剪接、转运、翻译、降解。如 Zeb2 5' UTR 区既能形成发卡结构阻止核糖体结合，又具有含内部核糖体进入位点 ISE 的调控内含子。Zeb2 反义 lncRNA 与 Zeb2 的 5' UTR 结合后覆盖了调控内含子的剪接供体，调控内含子不被切除，而该内含子序列中保留有内部核糖体进入位点（IRE 位点）可与 IRES 结合，导致 *Zeb2* 基因表达和翻译。

随着研究的深入，已发现 lncRNA 在多种癌症中差异表达，包括白血病、乳腺癌、肝癌、结肠癌和前列腺癌。lncRNA 失调的其他疾病还包括心血管疾病、神经系统疾病和免疫介导的疾病。如 lncRNA（MALAT1）促进肺癌转移的机制；lncRNA（Braveheart，简称 Bvht）在哺乳动物发育过程，心血管发育谱系维持方面发挥了重要作用。在人和动物高血压中也在逐渐开展 lncRNA 的研究，目前研究进展表明多个 lncRNA 对血管内皮细胞或平滑肌细胞的增殖、迁移和血管生成具有调节作用。

lncRNA GAS5 在多种组织中广泛表达，研究表明 GAS5 敲除加剧了 SHR 的血压升高及高血压引起的微血管功能障碍，如视网膜新生血管增多和毛细血管渗漏，并调节动脉包括尾动脉、颈动脉、肾动脉和胸动脉的重建。GAS5 表达于内皮细胞和血管平滑肌细胞，其表达在高血压大鼠中较正常对照明显下调。GAS5 通过与 β-catenin 相互作用调节其下游基因的表达，如 *c-Myc*、*cyclinD1* 和 *PPARδ*，从而调节血管内皮细胞（EC）和血管平滑肌细胞（VSMC）功能，包括影响体内和体外的内皮细胞活化、内皮增殖、VSMC 表型转化和 EC-VSMC 通讯。GAS5 是高血压的关键调节因子，可能是基因治疗和药物开发治疗高血压的潜力靶点。

lncRNA MALAT1 最初发现与肺癌的转移相关，而在缺氧的内皮细胞中，lncRNA MALAT1 表达显著上调，细胞增殖增加，迁移减少。沉默 MALAT1 的表达会促进内皮细胞的出芽和迁移，而细胞增殖受到抑制。动物实验表明，MALAT1 基因敲除抑制内皮细胞增殖，减少新生儿视网膜血管形成。而药物抑制 MALAT1 会引起后肢缺血术后血流恢复和毛细血管密度减少。进一步研究表明，人体静脉内皮细胞（HUVEC）中使用 siRNA 抑制 MALAT1 可降低细胞周期蛋白 CCNA2、CCNB1、CCNB2 的水平，控制内皮细胞从增殖到迁移表型的转化，减少血管生长。

eNOS 是内皮细胞中 NO 的主要合成酶，lncRNA sONE 为 eNOS 基因的反义 RNA，能负向调控 eNOS 的表达，减少 NO 的产生。研究表明，枸杞子治疗盐敏感高血压大鼠后，其肾内皮细胞中 lncRNA sONE 表达降低，eNOS 表达升高，从而增加 NO 产生，改善血压。lncRNA AK094457 在 SHR 血管内皮细胞中表达升高，中药组分三七皂苷 R1 可通过抑制血管内皮细胞中 lncRNA AK094457 的表达，诱导诱生型一氧化氮合酶（iNOS）的产生与活化，同时 NO 产生增加，起到降低 SHR 血压的作用。lncRNA tie-1AS 为酪氨酸激酶（tie-1）的反义 lncRNA，通过选择性地与 tie-1 mRNA 结合在体内和体外调节其表达水平，引起内皮细胞间紧密连接出现缺陷。

近期研究通过对高血压患者和正常对照循环 lncRNA 进行检测，发现 lncRNA-AK098656 在高血压患者血浆中显著升高，并在血管平滑肌细胞中高表达。lncRNA-AK098656 通过增加细胞外基质蛋白、降低收缩蛋白表达、促进 VSMC 的增殖和迁移，使 VSMC 向合成表型转化。lncRNA-AK098656 能与收缩蛋白 MYH11 和纤连蛋白 FN1 直接结合，引起蛋白降解。lncRNA-AK098656 也可通过与 2bs 蛋白酶（PSMD1）结合，促进 MYH11 与 PSMD1 相互作用，引起蛋白酶活性增加而导致 MYH11 因错误折叠导致降解。lncRNA-AK098656 转基因大鼠表现为自发高血压、阻力动脉狭窄、VSMC 合成表型升高、出现轻微的心肌肥厚，这与高血压的早期病理生理变化相似。因此，AK0098656 作为一种新的人血管平滑肌细胞阳性表达 lncRNA，可以通过加速收缩性蛋白降解、增加 VSMC 合成表型和缩小阻力动脉来促进高血压。

lnc-Ang362 为 miR221 和 miR222 的宿主转录本，在 VSMC 中 angiotensin II 诱导 lnc-Ang362 表达显著升高，同时 miR221 和 miR222 的表达也升高，促进平滑肌细胞增殖。而使用 siRNA 抑制 lnc-Ang362 的表达，miR221 和 miR222 的表达也随之降低。

尽管随着 lncRNA 在高血压中研究的深入，发现越来越多的 lncRNA 在高血压的发生发展中起着重要作用，但是因为 lncRNA 功能的复杂性及组织特异性，现在对 lncRNA 的研究还处于实验室阶段，而更深入细致的研究也必将促进其在临床上的应用开发。

3. circRNA

circRNA（环状 RNA）是一类特殊的 RNA 分子，与传统的线性 RNA 相比，5′UTR 和 3′UTR 不同，circRNA 分子呈封闭环状结构，不受 RNA 外切酶影响，比线性 RNA 更稳定，不易降解。circRNA 早在 20 世纪 90 年代就被发现了，但是限于当时的技术和知识水平，科研工作者并不能对其进行充分而翔实的研究。一篇发表在 *Nature Biotechnology* 的文章为我们提供了一个全新的对 circRNA 进行研究的方法与认识。尽管目前只有少部分的 circRNA 被发现，其中的大部分还是由于 RNA 的错误剪接产生的，但是通过这个新方法可以更有效地捕获与检测细胞内的 circRNA。

目前研究认为，circRNA 比较普遍的作用机制是作为"海绵"吸附 miRNA。由于 circRNA 通常是由特殊的可变剪切产生的，所以＞80%的 circRNA 包含编码蛋白的外显子，与同源的 mRNA 具有大量的相同序列。miRNA 主要通过与 RNA 序列上的结合位点结合引起功能靶基因的沉默，而具有相同 miRNA 结合位点的 circRNA 分子能够竞争结合 miRNA，解除 miRNA 对其靶基因的抑制作用，上调靶基因的表达水平。因此，靶基因和 circRNA 互为竞争性抑制内源性 RNA（ceRNA），并通过 miRNA 这个桥梁产生调控作用。circRNA 除了具有 miRNA 的海绵吸附作用外，还可以与 RNA 结合蛋白（RBP）作用，调节其下游基因的表达。除了非编码的 circRNA 外，circRNA 也能被翻译成为多肽。由于部分 circRNA 来源于外显子，多存在于细胞质中，如果具有核糖体结合位点，可以装载到核糖体中翻译成为多肽。如 2017 年报道的 circ-ZNF609 能被翻译为多肽，在肌细胞生成中起重要作用。

基于 circRNA 在生物体内的重要作用及针对 circRNA 研究技术的发展，使其已成为 RNA 领域最新的研究热点。在哺乳动物、细胞中存在多种 circRNA，具有一定的组织、疾病特异性。针对 circRNA 在生理、病理过程中的研究表明其在自噬、细胞凋亡、细胞增殖及细胞周期等方面都有重要作用，这可能暗示 circRNA 与疾病的发生发展相关。越来越多的研究表明，circRNA 在多种疾病（包括肿瘤、神经退行性疾病、心血管疾病等）中以不同的方式发挥着重要作用。因此，circRNA 有望成为多种疾病潜在的临床诊断标志物和治疗靶点。

虽然在高血压中 circRNA 的研究才刚刚起步，但是已经发现多个 circRNA 与高血压相关。hsa-circ-0005870 在高血压患者血浆中的水平显著低于正常对照。hsa-circ-0037911 在高血压患者外周血中的表达显著高于正常对照，且其表达水平与酪

高血压的中西医结合防治

氨酸蛋白酶（Src）的浓度呈正相关，因血压随着 Src 浓度升高，故推测 hsa-circ-0037911 可能通过调节 Src 的浓度引起高血压。hsa-circ-0002062 和 hsa-circ-0022342 在慢性栓塞性肺动脉高压患者血液中表达显著降低。目前已发现的与人高血压相关 circRNA 在疾病中的作用功能尚不明确，为了阐释高血压新的发病机制和探寻新的高血压药物治疗靶点，在高血压中深入研究 circRNA 的功能刻不容缓。

尽管如此，还是有些细胞生物学的研究揭示 circRNA 在与高血压及心血管疾病相关的生理病理过程中有重要作用，包括血管生成、血管内皮细胞、血管平滑肌细胞功能等。circRNA-MYLK 与 *VEGFA* 共定位，在膀胱癌中表达升高，促进膀胱癌的生长与迁移，在 HUVEC 中异位表达 circRNA-MYLK 会促进细胞增殖、迁移、小管形成及细胞骨架重排，沉默 circRNA-MYLK 出现相反效应。*VEGFA* 为 miR-29a 的靶基因，circRNA-MYLK 作为 miR-29a 的海绵，吸附 miR-29a 从而使其靶基因 *VEGFA* 得以表达，下游信号通路激活，促进血管生成、肿瘤生长和转移。circRNAs cAFF1、cZNF292 和 cDENND4C 在缺氧的 HUVEC 中表达升高，而 circRNA cTHSD1 表达降低，并发现 cZNF292 具有促进血管生成的活性。同样在缺氧的 HUVEC 中 hsa-circ-0010729 表达显著升高，hsa-circ-0010729 和 HIF-1α 都是 miR-186 的靶点，为竞争性抑制 RNA（ceRNA）。抑制 hsa-circ-0010729 的表达会导致 HUVEC 增殖和迁移能力受损，促进细胞的凋亡，因此 hsa-circ-0010729 通过靶向 miR-186/HIF-1α 调节 HUVEC 的增殖与凋亡。hsa-circ-0003575 在 oxLDL 诱导的 HUVEC 中表达显著升高，而沉默 hsa-circ-0003575 增强了 HUVEC 的增殖和血管生成能力。hsa-circ-000595 在缺氧的 HASMC 中表达显著升高，而敲除 hsa-circ-000595 后通过增加 miR-19a 的表达使缺氧诱导的平滑肌细胞凋亡率显著降低。circWDR77 通过调节 miR-124/FGF2 促进平滑肌细胞增殖与迁移。circANRIL 是基因 *INK4/ARF* 的反义转录物，可通过与 PES1 结合抑制核糖体 RNA（rRNA）成熟，并诱导 p53 活化，引起血管平滑肌细胞和巨噬细胞凋亡增加、增殖减少，从而起到抵抗动脉粥样硬化的作用。

基于现有研究，circRNA 可能是极具前景的疾病治疗药物。一方面，通过调节人体特定组织和细胞中天然 circRNA 表达的方式进行药物治疗可能会大大减少使用合成药物引起的副作用，如修饰的化学药物和 RNA 干扰载体。另一方面，circRNA 最常见的功能是作为 miRNA 海绵，根据内源性 circRNA 研究而设计出的"人造海绵"将能有效地调节 miRNA 在疾病中的功能。此外，miRNA 和 siRNA 由于其长度较短，容易引起脱靶效应使其难以进入临床应用。但是 circRNA 因其特异性和结构稳定，脱靶效应会明显低于小分子 RNA，这也成为 circRNA 药物的优势之一。因此，围绕 circRNA 的药物研发可能是未来基因治疗的意义非凡的起点，而"人造海绵"将会成为靶向 miRNA 的药物研发的新方向。

-- 参 考 文 献 --

[1] SPRINT Research Group, Wright J T Jr, Williamson J D, et al. A randomized trial of intensive versus standard blood-pressure control[J]. The New England Journal of Medicine, 2015, 373（22）: 2103-2116.

[2] Kario K, Saito I, Kushiro T, et al. Home blood pressure and cardiovascular outcomes in patients during antihypertensive therapy: primary results of HONEST, a large-scale prospective, real-world observational study[J]. Hypertension, 2014, 64（5）: 989-996.

[3] Kario K, Wang J G. Could 130/80 mmHg be adopted as the diagnostic threshold and management goal of hypertension in consideration of the characteristics of asian populations? [J]. Hypertension, 2018, 71（6）: 979-984.

[4] Lu J, Lu Y, Wang X, et al. Prevalence, awareness, treatment, and control of hypertension in China: data from 1.7 million adults in a population-based screening study（China PEACE Million Persons Project）[J]. Lancet, 2017, 390: 2549-2558.

[5] Mancia G, Fagard R, Narkiewicz K, et al. 2013 ESH/ESC Guidelines for the management of arterial hypertension: the Task Force for the management of arterial hypertension of the European Society of Hypertension（ESH）and of the European Society of Cardiology（ESC）[J]. Hypertens, 2013, 31（7）: 1281-1357.

[6] Whelton P K, Carey R M, Aronow W S, et al. 2017 ACC/AHA/AAPA/ABC/ACPM/AGS/APhA/ASH/ASPC/NMA/PCNA guideline for the prevention, detection, evaluation, and management of high blood pressure in adults: executive summary: a report of the American College of Cardiology/American Heart Association Task Force on clinical practice guidelines[J]. Circulation, 2018, 138（17）: e426-e483.

[7] Li H B, Qin D N, Cheng K, et al. Central blockade of salusin β attenuates hypertension and hypothalamic inflammation in spontaneously hypertensive rats[J]. Scientific reports, 2015, 5: 11162.

[8] Senaphan K, Kukongviriyapan U, Sangartit W, et al. Ferulic acid alleviates changes in a rat model of metabolic syndrome induced by high-carbohydrate, high-fat diet[J]. Nutrients, 2015, 7（8）: 6446-6464.

[9] Mikhed Y, Daiber A, Steven S. Mitochondrial oxidative stress, mitochondrial DNA damage and their role in age-related vascular dysfunction[J]. Int J Mol Sci, 2015, 16（7）: 15918-15953.

[10] Lau Y S, Ling W C, Murugan D, et al. Boldine ameliorates vascular oxidative stress and endothelial dysfunction: therapeutic implication for hypertension and diabetes[J]. J Cardiovasc Pharmacol, 2015, 4（65）: 297, 298.

[11] Kukongviriyapan U, Kukongviriyapan V, Pannangpetch P, et al. Mamao pomace extract alleviates hypertension and oxidative stress in nitric oxide deficient rats[J]. Nutrients, 2015, 7（8）: 6179-6194.

[12] Johnson A W, Kinzenbaw D A, Modrick M L, et al. Small molecule inhibitors of SRAT3 protect against angiotensin II-induced vascular dysfunction and hypertension[J]. Hypertension, 2013, 61（2）: 437-442.

[13] Galougahi K K, Liu C C, Gentile C, et al. Glutathionylation mediates angiotensin II-induced eNOS uncoupling, amplifying NADPH oxidase-dependent endothelial dysfunction[J]. J Am Heart Assoc, 2014, 3（2）: e000731.

[14] Wang X, Cui L, Joseph J, et al. Homocysteine induces cardiomyocyte dysfunction andpoptosis through p38 MAPK-mediated increase in oxidant stress[J]. J Mol Cell Cardiol, 2012, 52（3）: 753-760.

[15] Cheng Z, Yang X, Wang H. Hyperhomocysteinemia and endothelial dysfunction[J]. Curr Hypertens Rev, 2009, 5（2）:

高血压的中西医结合防治

158-165.

[16] Cheang W S, Ngai C Y, Tam Y Y, et al. Black tea protects against hypertension-associated endothelial dysfunction through alleviation of endoplasmic reticulum stress[J]. Sci Rep, 2015, 5: 10340.

[17] Guzik T J, Hoch N E, Brow K A, et al. Role of the T cell in the genesis of angiotensin II induced hypertension and vascular dysfunction[J]. J Exp Med, 2007, 204 (10): 2449-2460.

[18] Coffman T M. Under pressure: the search for the essential mechanisms of hypertension[J]. Nat Med, 2011, 17 (11): 1402-1409.

[19] Saleh M A, McMaster W G, Wu J, et al. Lymphocyte adaptor protein LNK deficiency exacerbates hypertension and end-organ inflammation[J]. J Clin Invest, 2015, 125 (3): 1189-1202.

[20] Curtis A M, Edelberg J, Jonas R, et al. Endothelial microparticles: sophisticated vesicles modulating vascular function[J]. Vasc Med, 2013, 18 (4): 204-214.

[21] Heiss C, Rodriguez-Mateos A, Kelm M. Central role of eNOS in the maintenance of endothelial homeostasis[J]. Antioxid Redox Signal, 2015, 22 (14): 1230-1242.

[22] França C N, Izar M C, Amaral J B, et al. Microparticles as potential biomarkers of cardiovascular disease[J]. Arq Bras Cardiol, 2015, 104 (2): 169-174.

[23] Padmanabhan S, Caulfield M, Dominiczak A F. Genetic and molecular aspects of hypertension[J]. Circulation Research, 2015, 116 (6): 937-959.

[24] Batkai S, Thum T. MicroRNAs in hypertension: mechanisms and therapeutic targets[J]. Current Hypertension Reports, 2012, 14 (1): 79-87.

[25] Staszel T, Zapala B, Polus A, et al. Role of microRNAs in endothelial cell pathophysiology[J]. Polskie Archiwum Medycyny Wewnetrznej, 2011, 121 (10): 361-366.

[26] St Laurent G, Wahlestedt C, Kapranov P. The Landscape of long noncoding RNA classification[J]. Trends in Genetics, 2015, 31 (5): 239-251.

[27] Mercer T R, Dinger M E, Mattick J S. Long non-coding RNAs: insights into functions[J]. Nature Reviews Genetics, 2009, 10 (3): 155-159.

[28] Ponting C P, Oliver P L, Reik W. Evolution and functions of long noncoding RNAs[J]. Cell, 2009, 136 (4): 629-641.

[29] Wang Y N, Shan K, Yao M D, et al. Long noncoding RNA-GAS5: a novel regulator of hypertension-induced vascular remodeling[J]. Hypertension, 2016, 68 (3): 736-748.

[30] Michalik K M, You X, Manavski Y, et al. Long noncoding RNA MALAT1 regulates endothelial cell function and vessel growth[J]. Circulation Research, 2014, 114 (9): 1389-1397.

[31] Sun H J, Hou B, Wang X, et al. Endothelial dysfunction and cardiometabolic diseases: role of long non-coding RNAs[J]. Life Sciences, 2016, 167: 6-11.

[32] Jin L, Lin X, Yang L, et al. AK098656, a novel vascular smooth muscle cell-dominant long noncoding RNA, promotes hypertension[J]. Hypertension, 2018, 71 (2): 262-272.

[33] Wu N, Jin L, Cai J. Profiling and bioinformatics analyses reveal differential circular RNA expression in hypertensive patients[J]. Clinical and Experimental Hypertension, 2017, 39 (5): 454-459.

[34] Bao X, Zheng S, Mao S, et al. A potential risk factor of essential hypertension in case-control study: circular RNA hsa_circ_0037911[J]. Biochemical and Biophysical Research Communications, 2018, 498 (4): 789-794.

[35] Han B, Chao J, Yao H. Circular RNA and its mechanisms in disease: from the bench to the clinic[J]. Pharmacology Therapeutics, 2018, 187: 31-44.

第六章 现代研究篇